人間にとって健康とは何か

斎藤 環
Saito Tamaki

PHP新書

はじめに

あなたにとって「健康」とは何だろうか。

ＷＨＯ（世界保健機関）の定義によれば、健康とは「病気ではない状態」ということのみを意味しない。一九九九年の総会では、健康について以下の定義が提案されている。

「健康とは身体的・精神的・霊的・社会的に完全に良好な動的状態であり、たんに病気あるいは虚弱でないことではない」

重要なポイントは二つある。一つ目は「霊的」、すなわちスピリチュアルな面の追加。これは必ずしもオカルト的な表現ではなく（そう解釈したい向きもあるようだが）、精神的なものの延長上にある人間の尊厳、意味、希望、平安といった、主観的な要素と考えられる。二つ目は「動的状態」だが、こちらはひところ流行《はや》った「動的平衡」とほぼ同じイメージで捉えてよい。

健康は、一度成立したら放っておいてもその状態が維持されるほど盤石《ばんじやく》なものではない。それを悪化させようとするさまざまな要素と、それに対抗して健康を守ろうとする要素とがダイナミックにせめぎ合いながら保たれるバランスのことなのだ。たとえば、つねに身体に侵入しようとする細菌やウィルスと、人間の免疫系との戦いなどがこれに当たる。

私は精神科医として、これまで十分には「健康」について考えてこなかった。それどころか、むしろ「健康」の存在を積極的に疑ってきた。これは私が理論上はしばしば参照してきた精神分析家、ジャック・ラカンの「教え」において、すべての人間が神経症的存在であるとされてきたためもある。簡単にいえば、多かれ少なかれ人類みなビョーキ、という考え方だ。

この考え方には有用な面もあるが、一つ問題があるとすれば、人間にとって「健康」はしょせん幻想にすぎない、と見なすかたちで思考停止に陥ってしまう傾向があることだ。

もっとも、これはラカン派だけの話ではない。精神医療は、診断や治療の精度を上げることに汲々《きゅうきゅう》とするあまり、独自の「健康」観を育んでこなかったのではないか。実際、私たちの考える「健康」とは、「適応」や「成熟」がせいぜいではなかったか。そればかりか場合によっては、「社会参加」や「就労」「経済的自立」のみをもって健康の指標としてはこなかったか。

しかし現代の「健康」観にとって、それらは前提条件でしかない。いや、前提とすらいえないのかもしれない。

本書で私は、ＳＯＣ（センス・オブ・コヒーレンス、首尾一貫感覚）やレジリエンスなど、近年の健康観に大きく影響を与えた概念について解説している。もともと私は、そうした概念の専門家だったわけではない。二〇一三年に筑波大学に赴任して以来、産業精神医学分野で研究を続けている松崎《まつざき》一葉《いちよう》教授の研究室にも出入りするようになり、その交流のなかで「健康生成」について多くを学んだ。そうした交流のなかから生まれたのが本書の企画である。

たんなる健康礼賛《らいさん》本ではないし、健康や幸福のはらむさまざまな逆説にも言及している。しかしそれでも、私たちは折に触れて、健康や幸福について内省的に考えてみることが必要だ。それが本書の結論の一つだが、これから読者のみなさんとともに、健康について考えてみたい。

健康生成をめぐる旅へようこそ！

人間にとって健康とは何か

目次

はじめに　3

第一章　現代医学の大転換——「健康生成論」の時代

なぜ「心が折れる」という表現は流行したのか　16
「桃太郎か、浦島太郎か」を問う宇宙飛行士の選抜試験　18
従来の医学は「疾病生成論」、現代医学は「健康生成論」　22
SOC、レジリエンス……「心の健康」を示す尺度とは　27

第二章　「心の健康」尺度の筆頭格・SOCとは?

「把握可能感」「処理可能感」「有意味感」の三要素から構成　32
「健康—病気」の軸上に位置付けられる人々の健康度　37
SOCの高い人には、よくも悪くも「鈍感さ」がある　39
「健康生成」と「倫理性」のパラドクシカルな関係性　43

どのような人生経験がSOCの発展を促すのか 48

第三章 SOCの首尾一貫性、レジリエンスの柔軟性

自己愛が強いわりに自身を客観視していた学生時代 52
レジリエンス研究も、ルーツはホロコーストだった 55
柔軟性、多様性、変化の重要性を強調するレジリエンス 59
騙されやすさが人間のレジリエンスを高める? 61
ヒトラー、アイヒマンに宿る「健康な狂気」とは 63

第四章 「悪」のレジリエンスと日本のヤンキー文化

高い健康度がなければ「悪」は維持できない 70
「悪」の要素によって支えられた橋下徹の人気 73
パンダ、カメレオン、ヒョウ……三つのサバイバル戦略 77

「杭と穴」の比喩で語られる三者の適応パターン 80
ストーリーを書き換えることなく成功するヤンキーたち 84

第五章 なぜ日本文化のレジリエンスは高いのか

「変われば変わるほど変わらない」 88
「よさこいソーラン」を生徒に踊らせた凄さ 90
日本人は無宗教ではなく「日本教」の信者である 95
「表層 VS 深層」ではなく「形態 VS 構造」と捉えよ 99

第六章 レジリエントなシステム・三つの特徴

「冗長性」「多様性」「適応性」という三要素 106
「多様性」の担保が危機的状況の「同期」を防ぐ 109
インターネットはきわめて「冗長性」の高いシステム 113

人類のレジリエンスを高めるのは「個人の死」？ 117

第七章 『失敗の本質』に学ぶレジリエントな組織

アクセルロッドの「おうむ返し戦略」とは 124
「弱いきずな」が地域のレジリエンスを高める 126
史上稀に見る人災を引き起こしたＢＰ社 130
なぜ日本軍はレジリエントたりえなかったか 132
「自己革新組織」を見事に体現したアメリカ軍 137

第八章 「ひきこもりシステム」のレジリエンス

オリンピック組織委員会が「失敗」を繰り返した理由 142
時に矛盾するミクロとマクロのレジリエンス 144
太宰治「家庭の幸福は諸悪の本」が示唆するもの 146

家族システムは単純な因果律では説明できない 148
病理的でかつ安定的な「ひきこもりシステム」 151
誤解が誤解を、断絶が断絶を再生産しつづける 154

第九章 混乱期には「病んだリーダー」が活躍する

多くの偉大な政治家は精神的に病んでいた 160
ヒトラーに破滅的影響をもたらしたアンフェタミン 163
アメリカの伝説・ケネディ大統領の発揚気質 166
ニクソン、ブッシュ、ブレアは「ホモクリットト」か 168
「ホモクリット」以外を許容しない現在の政治システム 171

第十章 レジリエンスを高める「幸福の法則」

歴史に名を残した政治家たちは幸福だったか 178

幸福をめぐる格言から浮かび上がる六つの分類 181
「意味と目的」「関係性と利他性」「平凡性と反快楽」 183
「過程性」「いまここ・あるがままの肯定」「末梢性」 187
幸福の才能とは「あらゆる偶然を必然と感ずる」こと 191

第十一章 ポジティブ心理学——幸福からウェルビーイングへ

現代的なポジティブ心理学をつくり上げたセリグマン 196
ウェルビーイング理論をかたちづくる五つの要素 200
エンゲージメントとは「フロー体験」のことを指す 205
チクセントミハイが見出した「フロー」の条件 207
「フロー体験」と依存症、中毒は区別すべし 211

第十二章　「健康」と「幸福」の関係に潜むパラドクス
セリグマンが問題にするのは「幸福の永続性」　214
「幸福の基本条件」までは科学的に実現できるが……　218
健康と幸福を媒介する「マインドフルネス」　220
仏教こそエビデンスに基づく真の「幸福の科学」？　225
過程としての健康を求め、状態としての幸福を享受せよ　228
高群逸枝の「幸福」に宿る繊細で複雑な味わい　231
おわりに　234

第一章

現代医学の大転換
――「健康生成論」の時代

なぜ「心が折れる」という表現は流行したのか

私たちは仕事や日常生活のさまざまな場面で、よく「心の強さ」や「意志の強さ」を話題にする。その一方で、心や意志の「弱さ」は軽蔑され、おとしめられがちだ。では、「心の強さ」とは何だろうか。私たちはその本質をどう理解しているのだろうか。

「心が折れる」という表現がある。それほど古い言葉ではないが、ほぼ日常語として定着したためか、最近の辞書には掲載されるようになった。二〇〇六年発行の『大辞林』（三省堂）には以下のようにある。「苦難や逆境などで、その人を支えていたよりどころがあっという間になくなってしまう」と。この言葉のルーツを探った新聞記事によれば、「一九九〇年代から使われはじめ、二〇一〇年ごろに一気に普及した」のだという（二〇一三年七月十七日付『日本経済新聞』Web版「『心が折れる』、起源は女子プロレスの伝説の試合」[1]）。ルーツも特定されていて、女子プロレスラー・神取忍《かんどりしのぶ》の言葉だった由《よし》。

格闘愛好家のあいだでは一種の伝説となったジャッキー佐藤（元ビューティ・ペア）との試合について、ノンフィクション作家の井田真木子氏が神取に取材した際、彼女は繰り返しこの表現を多用した。「『あの試合のとき、考えていたことは勝つことじゃないもん。相手の心を折ることだったもん。骨でも、肉でもない、心を折ることを考えてた』。以下、『苦痛と、見る自由を奪われることと、息ができない恐怖と、この三つがそろって、初めて、心が折れるのよ』など」のように(『プロレス少女伝説』かのう書房)。この記事では最近の神取氏の発言として、「骨を折る」から連想した表現だったことも明かされている。

この発言はその後、作家の夢枕獏氏による前掲書の文庫版(文春文庫)の解説や、板垣恵介氏の格闘技漫画『グラップラー刃牙《バキ》』(秋田書店)などで繰り返し引用され、スポーツ界を中心に広がっていく。記事では二〇〇〇年代以降、この言葉を冠したスポーツ選手による著作がいかに多くなったかについても検証されている。

ルーツや用例からもわかるとおり、「心が折れる」とは必ずしも「心が弱い」ことを意味しない。ある程度は強い意志をもって事態に立ち向かったものの、想定外の困難やストレスに行き当たって、不本意ながらもくじけてしまったというニュアンスが込められている。最初から意志が薄弱である場合は、この表現は使われないのだ。

この表現で面白いのは、まさに骨そのものを連想させるような「折れる」という表現である。もし心が、ふわふわと不定形なものだったなら、「折れる」とはいえまい。つまり、この表現の流行は、私たちが心というものを、まるで触ったりつかんだりできる物質のように認識しがちであることを意味している。そうだとすれば、私たちは「心の弱さ」について考える際に、漠然と「折られるような性質」、すなわち「固さ」や「もろさ」をも前提としているのではないだろうか。もし「強い心」が、たんに「頑固さ」や「かたくなさ」だけを意味するのなら、この表現はこれほど流行らなかっただろう。

なぜなら「折れやすい心」の性質として、間違いなく「頑固さ」や「かたくなさ」が想定されているはずだからだ。「折れる」という表現を受け入れたとき、私たちはごく自然に、たんなる「強固さ」は「心の強さ」とは別であるという認識をも受け入れたのである。

「桃太郎か、浦島太郎か」を問う宇宙飛行士の選抜試験

それでは、あらためて問おう。「心の強さ」とは何だろうか。「折れにくい心」「健康な心」とはどんなものなのだろうか。

これに関連して私は宇宙飛行士の選抜試験を連想する。私が知るかぎり、メンタルの強さをあれほど徹底して問われつづける採用試験はほかにない。小山宙也《こやまちゅうや》氏の人気漫画『宇宙

兄弟』（講談社）は、その前半部分がほとんど、主人公である南波六太《なんばむった》が宇宙飛行士に「なる」過程に当てられている。かなり緻密な取材のあとがうかがえる作品だけに、実際にＪＡＸＡ（独立行政法人宇宙航空研究開発機構）でこうした試験がなされたのかは気になるところだ。少なくともこの試験のありようを見れば「心の強さ」をどう理解すべきか、格好のヒントが得られるはずである。

筑波大学の私の先輩で、同僚でもある松崎一葉氏の著書に、『情けの力』（幻冬舎）がある。同書によれば、宇宙飛行士の選抜試験でもっとも重要なのは「情けの力」、すなわち情緒性なのだという。たんに情緒性といってもわかりにくいかもしれないが、具体的にはたとえば「情緒的共感性」や「情緒的余裕」などが重要、ということだ。

宇宙空間では何が起こるかわからない。まったく想定外の出来事に対応するには、知識や論理の能力だけでは不十分だ。むしろ知識や論理で立ち行かない事態をどう冷静に乗り切れるかが問われるわけで、そこで情緒性が重要になってくるのだという。

面白いのは例示されている質問で、「桃太郎と浦島太郎、どっちが好き？」と尋ねるのだという（これは必ずしも試験の設問というわけではない）。結果として、選抜されたメンバーは全員「浦島太郎」を選んでいたというのだ。

松崎氏の解説によれば、「桃太郎」というのは――「桃から生まれた」とか「鬼ヶ島」といった設定を除けば――非常に合理的な話なのだという。鬼と戦う動機、サルやキジとの交渉、鬼退治の結末に至るまで、きわめてロジカルに筋が通っている。しかし「浦島太郎」はそうではない。亀を助けるきっかけから、玉手箱を開けて老人になってしまう結末まで、ことごとく合理性のない、つまり情緒的な話なのである。

太宰治に『お伽草紙《とぎぞうし》』という名作がある。「浦島太郎」や「カチカチ山」「瘤《こぶ》取り」「舌切雀」を現代風に翻案したユーモラスな作品集なのだが、じつは太宰はこの作品に、初めは「桃太郎」も入れるつもりだったが、中途でそれを断念したのだという。

作中（「舌切雀」）に記された太宰自身の弁明によれば、「桃太郎の物語一つだけは、このままの単純な形で残して置きたい。これは、もう物語ではない。昔から日本人全部に歌ひ継がれて来た日本の詩である」とのこと。しかしこの弁明、とうてい素直には読めない。要するに「桃太郎」だけは勧善懲悪の合理性が強すぎて、「浦島太郎」のような翻案の余地がない、ということなのだ。言い換えるなら「浦島太郎」は「桃太郎」よりも文学的であり、すなわち情緒的な作品なのである。

松崎氏の指摘で気付かされたが、精神科医のルック・チオンピに『感情論理』（学樹書院）

という名著がある。「浦島太郎」の物語を牽引《けんいん》するのは、まさに感情論理だ。つまり、情緒的には筋が通った作品なのである。それゆえどこか理不尽な印象はあれど、決して不条理なストーリーという印象は与えない。不条理性とは、論理的にも情緒的にも筋が通らないことを意味するのだから。

閑話休題、松崎氏は前掲書で、二〇一〇年八月に起きたチリの落盤事故の例を挙げている。三三名の作業員が、地下七〇〇メートルの坑道内に閉じ込められ、一時、救出は絶望的と思われた。しかし知られるとおり、全世界が注視するなか、救助作戦は見事に成功し、事故発生から六十九日目にして三三名全員が助け出されたのだ。

救助作戦ではＮＡＳＡ（アメリカ航空宇宙局）の職員が作業員たちの精神面のサポートに協力したことが知られている。なにしろ彼らは、閉鎖空間での精神管理については世界一のエキスパートだ。加えて松崎氏によれば、全員生還という奇跡的な成果の背景には、ルイス・アルベルト・ウルスア氏という強力なリーダーの存在が大きかったという。彼こそはまさに、すぐれて情緒的な人物だったというのだ。

「地下七〇〇メートルの坑道に閉じ込められる」という前代未聞の状況を、論理的に考えるだけでは悲観論しか出てこないだろう。むしろ絶望的な状況下でも希望と冷静さを失わない

「強さ」こそが求められる。それはあえていえば「健康な鈍感さ」でもあるだろう。ウルスア氏には、そうした「強さ」があったのだ。

この強さを解く鍵として松崎氏が挙げるのは、「センス・オブ・コヒーレンス（首尾一貫感覚、以下SOC）」と呼ばれる感覚である。この感覚には、先ほどから述べている「情けの力」も含まれるが、そればかりではない。SOCを構成する要素には次の三つがあるといわれる。すなわち「把握可能感」「処理可能感」「有意味感」である。これだけではわかりにくいので言い換えるなら、それぞれ「わかる」こと、「できる」こと、「意味がある」こと。この三要素がバランスよく発達することが、すなわち「健康生成」においては重要なのだ。

SOCの詳しい内容については第二章で述べる。その前に、あえて回り道をしよう。このアイディアの背景にある「健康生成」の考え方が、なぜ現代において重要になってきたのか。この点について考えてみたい。

従来の医学は「疾病生成論」、現代医学は「健康生成論」

現在、医療の現場において、大きなパラダイムシフトが起こりつつある。

それはいかなる変化か。スローガン的に表現すれば「キュアからケアへ」という変化であり、医療の役割そのものの変容だ。

かつての医療は、ひたすら病気と対決する学問であり、技術だった。個人のなかに病気を見出し、診断を下し、治療を行ない、健康な状態に回復させる。つまり個人に生じた「マイナス」としての病気を除去して、元の状態、すなわち「ゼロ」に戻すこと。それが医学の基本的な役割だった。もちろんその延長線上には「病気を予防する」という予防医学、公衆衛生の考え方もあるが、この発想は基本的には近代以降に普及したものなので、かなり歴史が新しい。

現代の医学は、徐々に「病気の除去」や「(ゼロとしての)健康の回復」を考えるばかりでは立ち行かなくなりつつある。医療の対象も、たんなる「患者」から、「健康問題や健康課題をもつ人」へと拡大された。「メタボリック・シンドローム」なる言葉がよい例だが、通常の意味では病気未満であっても、病気に罹患《りかん》するリスクを高めかねない状態は、予防的見地からは治療の対象となりうるのだ。

いきおい、医療の現場も病院や施設に限定されなくなる。むしろ治療者が医療機関から飛び出して、積極的にコミュニティへ入り込み、アウトリーチ、すなわち往診や訪問看護といった手法を活用する時代が到来しつつある。

先ほど「予防的見地」と書いたが、予防医学や公衆衛生の比重もいよいよ高まっている。さまざまなバイオマーカーの発見は、潜在的な病気のリスクを発見しやすくしてくれたし、大規模な疫学研究によって、疾病《しっぺい》リスクを高める生活習慣や環境因子が明らかになりつつある。ならば、そうした要因を除去することで病気にかかりにくくすることは、医療費の削減という点から見ても理にかなっている。

あるいは貧困や障碍《しょうがい》といった問題も、健康リスクを悪化させる重大な要因だ。こうしたリスクを抱え込みやすい社会的弱者の問題と向き合うには、福祉の視点も欠かせない。「保健福祉」としばしばセットで語られるのはこのためもある。

ただし、福祉といっても、当事者の依存心を過度に助長するような方針は問題だ。その意味からも現代の医療と福祉は、たんに患者を健康へと教え導くだけでは足りない。患者の自己決定や自律性を尊重しつつ、自立した一個人としての尊厳を回復することをめざすのである。

こうした変化は医療の境界線を拡大せずにはおかないだろう。具体的には、従来の生物学主義一辺倒の視点から、「生物―心理―社会」モデルへの移行が要請されることになる。

以下、日本福祉大学教授の山崎喜比古氏による講演資料「健康の観点から生き方と保健医療と社会のあり方を問う」[2]に基づき、現状を俯瞰《ふかん》してみよう。山崎氏は先述したSOC概念を、わが国において精力的に紹介してきた研究者である。

ＷＨＯが定義するように、健康とは「病気ではない状態」ということのみを意味しない。たとえば、現在理想と目されている「全人的健康（holistic health）」の指標には、身体面の健康のほか、精神的な健康や社会的な健康、さらには「スピリチュアルな側面」も含まれていると先に述べた。

こうした健康観の変化は、いくつかの副次的な変化をもたらしたとされる。まず、「客観的健康」から「主観的健康」へ、という変化がある。かつて、健康かどうかは、発熱や発赤《ほっせき》といった観察可能な症状や、レントゲンや血液検査などの検査データといった客観的指標のもとで判断された。客観的な異常が認められないにもかかわらず、苦痛を訴える患者は「ヒステリー」や「心身症」などの「心の病」にくくられるか、ひどい場合は詐病《さびょう》扱いを受けることもあった。

しかし現代の医療においては、客観的指標のみならず、患者の主観的な健康度が問われなければならない。データがすべて正常値であったとしても、主観的な健康度が低ければ、治療的対応や支援が継続されるべきなのである。

こうした変化は、健康度を測るものさしが、より細やかになったことによるとも考えられる。かつて医療が直面してきたのは、突き詰めれば「死亡か生存か」という大問題だった。この点は基本的にはいまも変わらないが、現代ではこれに「QOL（クオリティ・オブ・ライフ、生活の質）の向上」という、もう一つの使命が付け加えられている。ただ生きているだけでは不十分であり、より高い生活（生命）の質が問われるということ。この「質」の評価にこそ、主観的な健康度が反映されるのである。

もちろんこうした主観重視の姿勢にも副作用はある。実際に病気ではない問題までも病気として扱うことを「医療化」と呼ぶが、主観に照準しすぎることで過剰な医療化を呼び込んでしまう恐れがないとはいえない。

しかし本来、医療化の弊害とは、本人が苦しんでいないことにまで病気というレッテルを貼って治療対象にしてしまうことだったはずだ。むしろ問題は、本人が苦しんでいるにもかかわらず、その体験が名付けられないために、援助希求行動、すなわち誰かに助けを求めることが難しくなってしまうことのほうではなかったか。

以上からも読み取れるように、新しい健康概念は、生物学的な要因のみならず、社会、心

理、文化的要因への視点を要請するものである。

従来の医学が「疾病生成論（pathogenesis）」、すなわち病気のリスク・ファクター（危険因子）に焦点を当て、その軽減と除去をめざすためのものであったとするなら、現代医学の使命は、たんに病気の治療をめざすことばかりではない。健康を高め強化する要因に着眼し、その支援・強化をめざすことにある。その意味で現代医学は、「健康生成論（salutogenesis）」の時代を迎えつつあると考えられるのだ。

SOC、レジリエンス……「心の健康」を示す尺度とは

こうした風潮に伴い、心の健康度を示すさまざまな尺度が創案、開発されてきた。たとえば二九ページの図に示したとおり、「健康生成」に関連する言葉はSOC以外にも、きわめて多数存在している。

その意味するところにはかなり重複も見られるし、まったく相反する尺度はほとんど存在しない。どの概念も健康に寄与するという点については根拠に基づいた主張をしているのだから、これは当然である。概念同士に違いがあるとすれば、それは「どの要素に注目する

か」であり、広く見れば健康観の違いともいえるかもしれない。

　これらの言葉のなかで、現在もっとも広く知られているのは「レジリエンス」であろう。「抵抗力」「復元力」あるいは「抗病力」などと訳されることもあるが、要は外的なストレスを撥《は》ね返し、時には成長の糧《かて》とするような潜在的な力を指す言葉だ。精神医学では、ジョージ・A・ボナーノが二〇〇四年に述べた定義「極度の不利な状況に直面しても、正常な平衡状態を維持することができる能力」が知られている。この概念は応用範囲が広いためか、経済学や建築学などでも用いられている例を目にしたことがある。レジリエンスについては、のちの章で詳しく取り上げる。

　あるいは「ハーディネス」という言葉もある。これはストレスに強いパーソナリティ特性を示す言葉で、「コミットメント」「挑戦性」「統制感」の三要素から成っている。つまり、ストレスフルな事態を経験しても、それを肯定的に認知し、自分でコントロールできると考えるのだ。レジリエンスにきわめて近い言葉であることを見て取るのは容易だろう。

　この「ハーディネス」の上位概念として「セルフエフィカシー」なる言葉もある。カナダの心理学者アルバート・バンデューラが提唱した概念で、ある具体的な状況において、自分が適切な行動を成し遂げられるという予期や確信を指す心理学用語だ。たとえば自信や自尊

「健康生成」に関連する概念の一覧

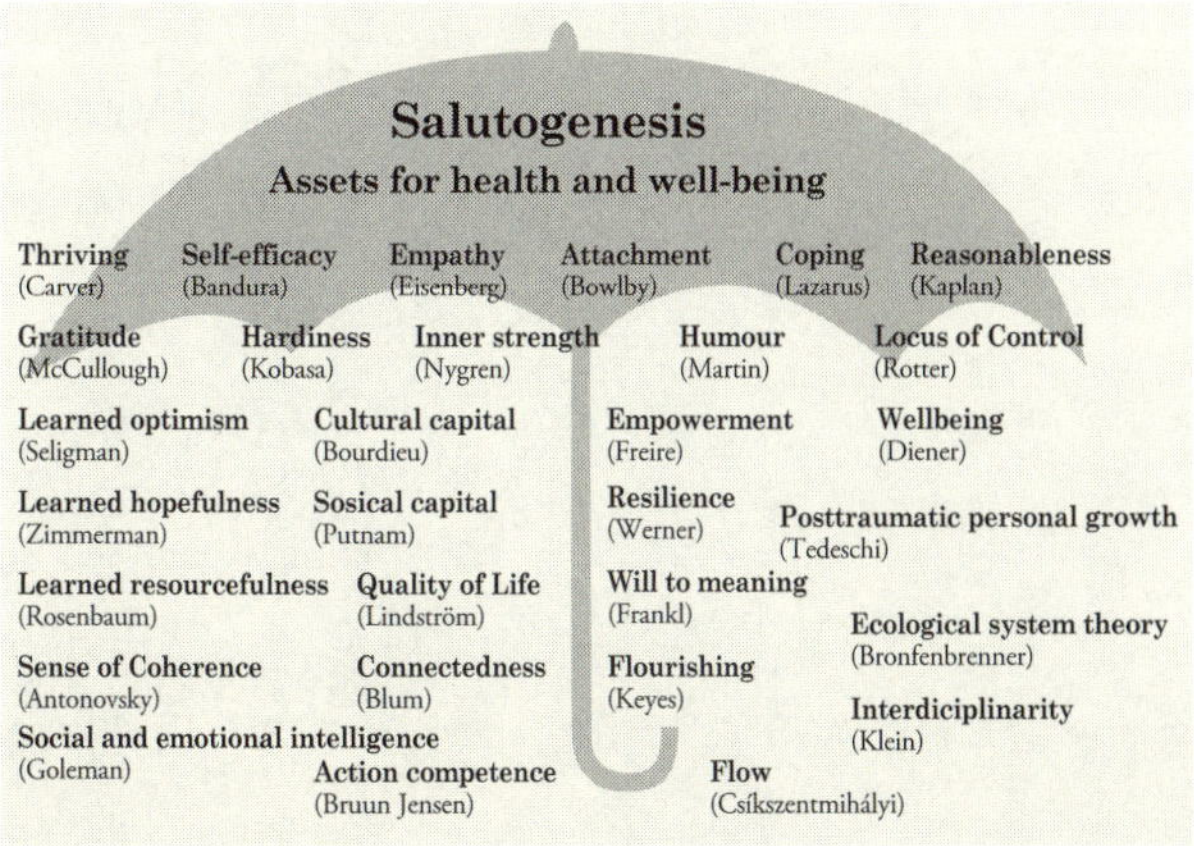

Eriksson, M., & Lindström, B. (2011). Life is more than survival: Exploring links between Antonovsky's salutogenic theory and the concept of resilience. In K. M. GOW & M. J. CELINSKI (Eds.), *Wayfinding through life's challenges: Coping and survival.* New York: Nova Publishers.

心は、自分自身の価値に関する感覚だが、自己効力感は価値ではなく、ある目標を実現する能力があるという限定的な確信を指している。この自己効力感を通して、人は自分の考えや、感情、行為をコントロールしているとされる。

この概念の興味深いところは、この感覚が確立される過程について具体的な仮説が立てられていることだ。つまり、自己効力感をもたらしてくれる体験が分類されているのである。

具体的には「達成経験（何かを達成したり成功したりした経験）」「代理経験（他人による達成や成功を観察する経

験）」「言語的説得（能力があることを言葉で説明・激励されること）」「生理的情緒的高揚（飲酒や薬物などで気分が高揚すること）」「想像的体験（自己や他者の成功経験を想像すること）」などとされている。

心の健康を示す尺度はほかにも数多く存在するが、現代の心理学や医学において「心の健康」がどのように理解されているか、とりあえず漠然としたイメージをもっていただければいまは十分である。

［1］ http://www.nikkei.com/article/DGXNASDB11001_R10C13A7000000/

［2］ http://ocw.u-tokyo.ac.jp/lecture_files/gf_19/12/notes/ja/12_yamazaki.pdf

第二章

「心の健康」尺度の筆頭格・SOCとは？

「把握可能感」「処理可能感」「有意味感」の三要素から構成

本章では、「心の健康」尺度の筆頭格ともいうべきＳＯＣについて、ごく簡単な説明を試みたい。この概念を創出した医療社会学者アーロン・アントノフスキーは、本書のテーマの一つでもある「健康生成論」の提唱者でもある。つまり、ＳＯＣ概念を理解することは、健康生成論の導入としてもうってつけなのだ。

そもそもの発端は「アウシュビッツ」だった。

ユダヤ人であるアントノフスキーは、アウシュビッツから生還した人たちの健康状態に強い関心があった。青年期において、およそ人間の考えうるかぎり最悪のストレスに晒《さら》された人々が、中年期以降、どのような生活を送っているのだろうか。アウシュビッツの経験が健康にもたらす悪影響はどんなものだろうか、と。

調査の結果、約七割の人々は、強制収容所経験のトラウマによってＰＴＳＤ（心的外傷後ストレス障害）となったり、うつ状態に苦しんでいることがわかった。ここまでは予測の範囲内だった。むしろ意外だったのは、約三割の人々が、健康的に生活していたことだ。人間の尊厳を剥奪され、生命の危険に晒されながらも、その経験を糧として、たくましく生き延びた人々が少なからず存在したという事実。

アントノフスキーは、健康に生き延びた人たちが共通してもっている特性としてＳＯＣに注目した。ＳＯＣは次のように定義される。

「自分の内的そして外的な環境は予測可能なのであり、しかも物事は無理のないように見込まれるし、うまくいく高い見込みがあるというような自信、とくに、浸透的かつ持続的で、動的でもあるような自信の程度を表現する包括的な方向性のこと」

これだけではいささかわかりにくいので、ＳＯＣを構成するとされる三つの要素をいま一度、紹介しておこう。すなわち「把握可能感」「処理可能感」「有意味感」である。

「把握可能感」とは、自分の置かれている状況を一貫性のあるものとして理解し、説明や予測が可能であると見なす感覚のこと。

「処理可能感」とは、困難な状況に陥っても、それを解決し、先に進める能力が自分には備わっている、という感覚のこと。これは先述した「自己効力感」とほぼ同じ感覚である。

「有意味感」とは、いま行なっていることが、自分の人生にとって意味のあることであり、時間や労力など、一定の犠牲を払うに値するという感覚を意味している。

注意すべきは、いずれの感覚も厳密には「無根拠」であることだ。だからこそ「～感」という主観性を強調した言葉になっている。これらはそれぞれ「わかる・できる・やりがい」などと言い換えられる。

ちょっと注釈しておくと、これはたんなる「健康度の指標」ではない。「健康を生成する基礎力」のことである。もともと健康な人でも、強いストレスを受けた場合の反応は、「衰弱して病む」か「いっそう強く健康になる」かのいずれかに分かれるだろう。

いや、極論すれば、もともとが健康である必要もない。なんらかの障碍をもっていても、平均以上にストレス耐性が高い人は存在する。つまり、ストレスフルな刺激すらも「健康を高める素材」に転換してしまう能力、それがSOCだ。その意味でSOCとは、通常の健康度の上位概念、いわば「メタ健康度」のようなものである。

アントノフスキーの「健康生成論」は、従来の「疾病生成論」とは異なる。後者が「病気の原因を探る」理論だとすると、健康生成論は「健康の原因を探る」理論といわれる。健康であることを自明と見なすのではなく、むしろ「このストレスに満ちた世界のなかで、なぜ多くの人が健康でいられるのか」を究明しようとするのだ。

その著書『健康の謎を解く　ストレス対処と健康保持のメカニズム』（有信堂高文社）にお

いて、アントノフスキーは健康生成論の特徴を詳しく述べている。彼によれば、それは次の六項目に整理される。

①人々を健康か疾病かの二元論で判断するのではなく、多次元的な健康—健康破綻の連続体上に位置付ける。

②ある疾患の原因にのみ注目するのではなく、病気を含めた一人の人間の全体的なストーリーを探る。

③疾患をもたらすストレッサーに注目するのではなく、「健康—健康破綻の連続体上において、自分の位置を少なくとも維持するか、あるいは健康の極側に移動させることに関わる健康要因は何なのか」、その「対処資源」に焦点を当てる。

④ストレッサーは、必ずしも病理的な影響をもたらすばかりではなく、それがうまく解決されることによって健康に寄与しうるものと考える。

⑤「魔法の弾丸」のような単純な解決策を考えるのではなく、環境に対する生体の積極的な適応（負のエントロピー）を促進する要素を探る。

⑥疾病生成論的研究で見出される逸脱ケースに注目することで、疾病生成論的研究から得ら

れるデータ以上の成果がもたらされる。

一読してわかる項目もあれば、少々呑み込みにくい項目もある。以下に簡単に説明を加えておこう。

現代社会においては、「完全な健康」は幻想である。人々はみな、多かれ少なかれ病んでおり、健康度の違いは相対的なものでしかない。検査の精度が上がったり、診断基準が変わったりしたせいもある。一見、健康そうに見える人であっても、近視だったりメタボだったり歯肉炎があったりと、微細で潜在的な病を抱えていることがほとんどだ。いわば、人はみな慢性疾患を抱えて生きているようなもので、それを一気に解決してくれるような「魔法の弾丸」は存在しない。

「魔法の弾丸」といえば、マット・デイモン主演の映画『エリジウム』には、怪我でも病気でもなんでも一瞬で治してしまう「医療ポッド」が登場する。極端な格差社会を描いて話題になった本作だが、格差の極みはこの「生命格差」、言い換えれば「医療格差」だった。なかでもこの医療ポッドのメカニズムは興味深い。怪我も病気も同じ原理で治せる、というのはかなり「乱暴」な話で、これが可能とすれば、そのメカニズムとして想定されるのは、人体を分子レベルまで分解して再構成しているとしか思われない。物質転送と同じ原理だ。ただし、再構成する際に病理的な部分を除去しているわけだが、癌や感染症ならともかく、病気には「何かが欠落する」タイプのものもある。そういう病気まで治るとすれば、この装置は要するに、その人体の過去データを記憶していて、その時点まで物質構成をリセットするというメカニズムしか考えられない。だとすれば、ありえないほどの「魔法の弾丸」である。

つまり、この映画に登場する「医療ポッド」の発想は、異常な要素を排除して〝元に戻す〟ことに主眼があるという意味で「健康⇕病気」という素朴な二元論の表現であり、旧来の健康観や医療モデルの巧《たく》まざるパロディなのである。こうしたモデルに依拠するかぎり、医療の進歩は次第に頭打ちとなり、いずれその原理的な限界に行き当たるだろう。

「健康―病気」の軸上に位置付けられる人々の健康度

閑話休題、アントノフスキーは自らの健康観として「健康―病気の連続体」を提唱している。一方の極に「健康」、反対の極に「病気」を配置した直線軸をイメージしてみよう。

人々の健康は、この軸上のどこかに位置付けられることになる。

重要なことは、この軸上ではつねに、個人を病気のほうに押し流そうとする圧力が働いており、個人はその圧力に逆らうかたちで自らの位置を定めているということだ。このようなダイナミックな拮抗《きっこう》関係の上に、われわれの「健康」が生成されているのである。

私たちの世界でいうところの「病人」とは、この軸上で病気の極に近く位置付けられる人のことであり、「健常者」は健康の極に近い位置を維持できる人のことだ。いずれも病気へと向かう圧力に抵抗しつつ、それぞれの位置を守っている。意識的にそうしている場合もあるだろうが、その「抵抗」のほとんどは無意識に、身体的なレベルでなされているだろう。これがいわゆる「自然治癒力」である。逆に、圧力に負けて病の極へどんどん流されていけば、その先に待っているのは「死」ということになる。

アントノフスキーが探求しようとしているのは、ここで健康側に近い人々がもつ、病気へと押し流すリスク・ファクター（「ストレッサー」）への抵抗を可能にするような、言い換えるなら健康生成を可能にするような、共通する要因であり、モデルなのである。

ストレッサーに出合うと緊張が生じる。その処理に失敗した人は病の側に押しやられるし、うまく処理できた人は健康の側に近づく。もちろんどんな病気にも、こうしたストレスモデルが該当するわけではない。癌や自己免疫疾患の一部など、ストレスとは無関係ではないまでも、その関係性がやや複雑な疾患については、この発想だけではカバーしきれない面もあろう。しかしうつ病をはじめとする多くの精神疾患や、ストレスに起因する心身症などの大半には、よく該当するモデルといいうる。

実際に、ＳＯＣと疾患の発生率を関連付けた研究が、すでにいくつもなされている。たとえばイギリスの中高年齢者約二万人を六年（一九九六〜二〇〇二年）追跡して死亡率との関連性を検討した結果、ＳＯＣが高い群は低い群に比べて、死亡率が三〇％近くも低かった、という報告がある。

ほかにも、「自殺未遂で入院してきた患者の入院時ＳＯＣが高い群で、その後の自殺願望・企図が抑制された」「統合失調症患者においてＳＯＣが高い群ほど一年半後のＱＯＬや心理社会的状態が良好だった」などの報告がなされている。

ＳＯＣの高い人には、よくも悪くも「鈍感さ」がある

この概念は、とりわけ産業精神医学の領域で広く受け入れられているが、それにはいくつ

かの理由がある。その一つが、「測定のしやすさ」である。

SOCに限らず、健康度の調査はたいてい「質問紙」を用いる。主観的な感覚を数量化することが目的なので、SOCを測るための「ものさし（スケール）」が用いられる。SOCの場合、このスケールの項目が一三項目と少なく、簡便に実施できるというメリットが大きいのだ。

スケールの内容の一部を以下に紹介しよう。

「あなたは、自分の周りで起こっていることがどうでもいい、という気持ちになることがありますか？」「あなたは、これまでに、よく知っていると思っていた人の思わぬ行動に驚かされたことがありますか？」「あなたは、あてにしていた人にがっかりさせられたことがありますか？」「あなたは、不当な扱いを受けているという気持ちになることはありますか？」「あなたは、気持ちや考えが非常に混乱することがありますか？」「あなたは、これまで自分はダメな人間だと感じたことがありますか？」「あなたは、日々の生活で行なっていることにほとんど意味がないと感じることがありますか？」……。

これらの質問に対して、どの程度当てはまるかを七段階評価で答えてもらい、その合計点でSOCを評価する。ちなみにこの点数が高いほど、SOCが高いという判定になる。

じつはアントノフスキーは、このスケールを作成するために、予備的なインタビューを行なっている。彼らの言葉からこれらの項目が抽出されたのである。インタビュー事例は「SOCが高い人々」「SOCが低い人々」、それぞれの事例が紹介されており、興味深いので引用してみよう。

（SOCが高い）回答者番号一：男性、五十歳、二人の子供をもつ既婚者、社会福祉施設の主事、ユダヤ人大虐殺の生存者

［第二次世界大戦時の歴史的事件に言及して］私にとってこれらの事件は生々しい記憶ですが、それらはいわば私だけにとくに当てはまるものではありませんでした。個人的に侮辱されたという感覚はありませんでした。それは私だけではなく、私たち全員に起こったことだからです。［十五歳の子供のころ、ユダヤ人強制居住区域（ゲットー）に住む］私は勉学を続ける一方で、地下組織に参加し、武器の使い方を学びました。……そのおかげで正気を保っていられたのです。……私は悲観的で、私もみなも全員が生きてそこから出られることはないだろうと思っていました。……でも、自我を捨ててまでただ生きつづけることがよいことだとは思いませんでした。［強制収容所で］死は一日単

位の事件ではなく、一瞬一瞬に起こりました。でも私たちは集団で隔離されていましたので、先ほど申し上げたように、死は集合的な事件であり、私個人に向けられたものではありませんでした。戦後イスラエルに来たのは私にとって当然のことでした。軍隊に入り、……そして学校へ行くためです。

（SOCが低い）回答者番号二九：女性、五十九歳、二人の子供をもつ既婚者、中級管理職、ユダヤ人大虐殺の生存者

［第二次世界大戦後］私はユダヤ人の男性と最初の結婚をしました。私たちは二つの異なる世界に属していて、私たちの結婚は決して幸せではありませんでした。……私はこの世に子供を産み落とし、……人生をその娘に捧《ささ》げました。……ひどい罪悪感を感じ、……いつも不満を感じていました。……私はすべてをあきらめました。……娘は専門家として成功していますが、とても神経質でひどい嘘つきです。……彼女には途方もなく失望させられてきました。愛するときは限りなく愛します。憎むときも同じで、限りがありません。……ほんとうに悔やまれることは、強制収容所で妹を救ったことです。……結局仲違《なかたが》いしました。私は妥協する方法を知らないのです。……自分の仕事には満

足していません。いつもストレスを感じています。……自分の立場を守り、多くの動物と同じように誰からも傷つけられないようにしなければいけません。……人生は戦いの連続です。

この二つの「ストーリー」の対比から見えてくるのは、SOCが高い人の楽観性や高い目的意識、あるいはSOCが低い人の悲観性や被害者意識ばかりではない。高い人にはよくも悪くも「鈍感さ」があり、ストレスをストレスと感じない、あるいは個人的ストレスも集団的に受け止めることで受け流すといった作法が板に付いている点である。「バカ」と「風邪」の相関関係についての慣用句からもわかるとおり、ある種の「鈍感力」が健康に寄与することは疑いえない。SOCの高さが、そのまま人間性の評価に直結しないのは、このためもあるだろう。

「健康生成」と「倫理性」のパラドクシカルな関係性

アントノフスキーのユニークな点は、ストレッサーをすべて悪いものとは考えず、場合によってはSOCを高めてくれる可能性を指摘している点だろう。ストレスにも善玉と悪玉があることを、漠然と実感的に理解している人は少なくないはずだ。しかし、ストレスが健康生成にポジティブな影響を与えうることを理論的に述べた研究者は多くはない。

ストレスから健康を生み出す錬金術。それを支える二つの要素が、SOCともう一つ、「汎《はん》抵抗資源」(GRRs:Generalized Resistance Resources)とされる。

ここで登場した新しい概念である「汎抵抗資源」(以下、GRRs)について説明しよう。これは、多様なストレッサーに対応するための種々の〝資源〟を意味している。「汎」となっているのは、特定のストレスに対抗するのではなく、不特定で多様なストレスに対抗するための一般的な抵抗資源、という意味だ。

資源の具体例として挙げられているのは、資金、強い構造、クリアな自我、柔軟性のあるコーピングスタイル(対処行動)、社会的支援などである。アントノフスキーによれば、GRRsは、「個人」「プライマリーグループ」「サブカルチャー」「社会」のいずれかに位置付けられるものであり、その性質は「物理的」「生物化学的」「物質的」「認識的」「感情的」「価値態度的」「対人関係的」「マクロ社会文化的」なものである。たとえば免疫力は「個人の生物化学的なGRRs」であり、家族のきずなは「プライマリーグループの感情的、価値態度的なＧＲＲｓ」ということになろう。

ここで、ストレスに対するＳＯＣとＧＲＲｓの関係を簡単に整理しておこう。ストレスが加わっても、ＳＯＣが強い人は、それを巧みに回避したり、そもそもストレスとして見なさないことすらある。問題は、ストレスをしっかり受け止め、克服しようとする場合だ。このとき、主体には「緊張」が生ずる。

ＳＯＣはＧＲＲｓを総動員して、この「緊張」の処理に当たる。問題の解決がうまくいき、「緊張」が処理されれば、ＳＯＣはさらに強化される。しかし処理がうまくいかなければ、主体はストレス状態に陥り、病気へと接近する。

ＳＯＣとＧＲＲｓの関係については、プロフェッショナルが目の前の問題を手際よく柔軟に処理していく状況に例えられる。たとえば熟練の精神科医が患者に対応する場合に、危機的状況をどのように捉えるかをイメージしてみよう。

ときどき暴力に及ぶひきこもりの事例の相談を受けたとき、彼はどう判断するか。「暴力の誘因が家族にないかを調べ、問題があれば対応を指導しよう」「統合失調症の可能性がないか、もう少し症状を吟味しておこう」「どのタイミングで薬物療法を選択するかのタイミングを計ろう」「典型的な家庭内暴力であるなら、家族に避難か通報かのいずれかの選択を勧めよう」など、状況に応じて判断は臨機応変になされる。

対応の結果については一定の幅をもって予測しているが、予想外の出来事があってもパニックにはならない。そこから新たな選択肢をどう伸ばしていくか、ある程度イメージはできているからだ。もちろん最悪の事態についても手は打ってある。どうしても暴力が収まらない場合、警察介入から入院、入院治療の大まかな流れ、退院後は家族と同居するか別居するかというシナリオについても想定済みだ。

ここで、この精神科医にとっては、自らの治療経験、専門知識、治療のスキル、薬物、患者の家族、治療スタッフ、先輩医師による指導、警察といった要素がGRRsなのである。治療者としての使命感、患者の治療意欲、家族との信頼関係なども、ここに含まれるかもしれない。あるいは「ひきこもり」や「家庭内暴力」をめぐる社会的な状況や、将来利用可能な社会資源（就労支援機関、福祉制度）などもGRRsの一部たりうるだろう。

この精神科医における、持続的かつ動的な心のありようをSOCと呼ぶ。つまり、上に列挙したGRRsのすべての要素を取り除いて、最後に残る「なんとかなるだろう」という確信が、SOCなのである。

成功体験がこの感覚を強化してくれるのはもちろんだが、時には失敗体験すらも「学習」

を通じてSOCを強化してくれる。むしろ医療システムにあっては、失敗から学ぶための回路が、他領域よりも整備されているとすらいえる。これはいかなる優れた医療も、「老い」と「死」には、あらかじめ敗北が宿命付けられているためである。

医師として付け加えておくなら、「絶対に自分が治す」という執着や自負は、ドラマとしては美しいが、SOCという点からいえば好ましいとはいえない。むしろこうした自負は、SOCを硬くもろいものにする。私が考えるSOCの高い医師の考え方をわかりやすくまとめれば、次のようになる。

「なんとかなる」「たぶんうまくいく」「そのためにできるだけのことはする」「できるだけあきらめない」「でも無理はしない」「なるようにしかならない」「優先順位をつける」「自分の健康が最優先」などなど。

医師である以上、目の前の患者の命が最優先、といいたいところだが、救命困難な患者よりも救命可能な患者を優先する〝非情さ〟、自分よりもスキルが高い治療者に手柄を譲る柔軟さ、疲労困憊《こんぱい》したら問題にならない範囲で診療の手を抜く怠惰さなどが、医師のSOCを支えているのも事実なのだ。

すでにお気付きのこととは思うが、「医師のSOC」と「医の倫理」は、必ずしも一致はしない。極論すれば、どんな患者も三分診療で済まし、必ず定時で帰宅する医師のSOCはけっこう高いかもしれないのだ。じつはここに、「健康生成」と「倫理性」とのパラドクシカルな関係性があるのだが、それはまた後述しよう。

どのような人生経験がSOCの発展を促すのか

本章の最後では、SOCがいかにして形成されるか、その過程について見ていこう。

結論からいえば、SOCとは、人生の早期に形成され、だいたい三十歳くらいまでに後天的に強化される学習性の感覚とされている。

ただし、その後も発達する場合があり、生涯にわたってその発展は続くと考えられている。それゆえ、家庭の問題や不幸な生い立ちゆえにSOCがしっかりと形成されなかったとしても、その後の人生で挽回のチャンスはいくらでもある、ということになる。

それでは、どのような経験がSOCの発展を促してくれるのだろうか。

第一に、一貫性のある人生経験である。たとえば価値観の共有や、ルールや習慣に基づく経験などがこれに当たる。第二に、適度な負荷のかかる人生経験、言い換えるなら程よいストレスである。第三に、よい成果が得られた場合、そこに自分自身も参加し、影響を及ぼしたという経験である。こうした経験が、ＳＯＣを構成する三大要素であるところの、「把握可能感」「処理可能感」「有意味感」の形成につながるであろうことは想像に難くない。

このような良質な人生経験を与えるのもＧＲＲｓである。つまりＧＲＲｓは、成熟したＳＯＣがそれを駆使してストレスを処理するための資源であると同時に、ＳＯＣそのものを育む環境を与えてもくれる。

次章で触れるレジリエンス概念もそうだが、ＳＯＣには健康生成の基礎理論にふさわしい完成度の高さと汎用性がある。ただ、汎用性がいささか広すぎるために、本論で指摘したような逆説が生じてしまう局面があることは否定できない。いずれにせよ、どんな健康観にも「健康のためなら死んでもよい」的な逆説が宿りうることは念頭に置きながら、さらに健康生成をめぐる旅を続けたい。

第二章

SOCの首尾一貫性、レジリエンスの柔軟性

自己愛が強いわりに自身を客観視していた学生時代

本章ではまず、個人的な話から始めてみたい。

私はたまに「先生は挫折したことがないから……」といわれることがある。いちばん多いのは、やはり患者や患者の家族からだろうか。これに続く言葉はもちろん「挫折した人の気持ちはわからない」である。

なるほど、たしかに私には、人に語れるような挫折体験がない。幸い、受験浪人も就職浪人もせずに済んだし、医学部を卒業してすぐ大学院に入ったが、アルバイト先がたくさんあったので、貧乏の経験もない。医局体制が不安定だったので常勤医になるには時間がかかったが、最終的には良心的な病院に職が得られた。人並みに失恋もしたし離婚まで経験したが、いまはよい家族に恵まれている。文筆家になりたいという漠然とした希望も何となく実現したし、五十歳を過ぎてから母校の教員の職も得た。外見的には、おおむね順調に見えてもおかしくはない。

ただ、苦労知らずというわけでは決してないつもりだ。

大学時代の私はいまでいう「コミュ障」だった。いわゆる「ぼっち」に近い立場で、もし当時〝スクールカースト〟があったら、間違いなく下位層グループだっただろう。当時の私をいまの私が診察したら、「ちょっとアスペルガー症候群の可能性が否定できない」くらいは考えたかもしれない。そのくらい私は周囲の空気が読めなかったし、合コンやテニスサークル、スキーツアーで盛り上がる大学生らしい生活は、ほとんど異次元の出来事だった。

いま振り返ってみても、ぎりぎりで大きな挫折はかわしてきたが、たんに運がよかったのと出会いに恵まれただけだと痛感する。「ヒヤリ・ハット」の危機的インシデントは何度もあった。コミュ障だけに「普通」を装うのに苦労した時期もあったが、大学院や職場の人間関係がそういう人間にも許容的だったので、いつの間にか克服できたように思う。

ひきこもりの青年たちを見ていていつも思うのは、一歩間違えれば自分も同じ境遇だったという確信だ。彼らの悩みは、とうてい他人事《ひとごと》とは思えない。私の書いたひきこもり関連本がそれなりに評価されているとすれば、それはこうした「当事者への（過剰な）思い入れ」ゆえだろう、と勝手に考えている。

ただ、私とひきこもりとで決定的に違う点がある。われながらあきれるのだが、私自身は、決して自分自身に愛想を尽かすことがなかったということだ。当時の私は、並外れて自己愛が強かったのである。自己中心的という意味ではない。謙遜や他人への気遣いも、つねに「それが自分自身の利益になるから」ということを意識しているようなこすっからい若者だったのである（だから「自然な気遣い」が苦手だ）。対人恐怖の感情の基礎には、こうした強い自己愛がしばしば潜んでいる。私もそうした意味で、自己愛の強い若者だった。

当時人気のあったアメリカのテレビドラマ『ファミリータイズ』は、マイケル・J・フォックスの演ずる自己愛の強い主人公が人気キャラクターだった。彼の科白《せりふ》でいまだに覚えているのが、こんな会話だ。付き合いはじめたばかりの恋人から電話がかかってくる。恋人「いま何しているの？　私はあなたのことを考えてた」、フォックス「そりゃ偶然だね！　僕もいま、僕のことを考えていたんだ」。これがギャグにならないほど、私も自分のことで頭がいっぱいだった。

こういうことを書きながら、私はべつに特別な自己開示をしているつもりはない。それというのも、私は自己愛が強いわりには、いつも自分自身を外側から見ていたからだ。「この一風変わった人間が、このシビアな状況に置かれたら、どんな反応を示すだろうか」、これが私の自己愛のかたちだ。つまるところ私の自己愛は、私というよくわからない存在がどういう変化を遂げていくかということに対する〝好奇心〟なのである。

これまでに解説してきたＳＯＣということでいえば、私のＳＯＣを保ってくれたものが、この好奇心ではないかと考えている。私の社会適応度は、高校までは乱高下し、大学で最低になり、医師になってから緩やかに上昇したのだが、どの時期も一貫して、この好奇心だけは維持されていたからだ。

以上のことからいえるのは、ＳＯＣの要素として、こうした「好奇心」や「自己愛」も重要ではないかということだ。厳しい状況に置かれて「失敗したらどうしよう」と自分で不安を煽《あお》り立ててもしようがない。むしろ一歩離れた視点から、「さあたいへんだ、いったいどうなる？」と無責任に事態を眺める「見物人」の立場くらいでちょうどいい。これも間違いなくＳＯＣの要素になると私は確信するのだが、ならば例の三要素、「把握可能感」「処理可能感」「有意味感」のどれに該当するのかといえば、どれにも当てはまりそうにない。

レジリエンス研究も、ルーツはホロコーストだった

むしろこうした客観視の習慣は、ＳＯＣよりもレジリエンスに近いようにも思われる。

いささか前置きが長くなったが、本章ではこの「レジリエンス」という概念について検討

したい。心の健康度を表すうえでは、ＳＯＣと同じくらい重要な概念であり、一般にはむしろ、レジリエンスのほうがよく知られていると思う。ちなみに定まった日本語訳はまだない。通常はそのまま「レジリエンス」と表記される。「レジリアンス」「リジリエンス」とも書くが、どちらでも問題はない。

ＳＯＣは、ナチスドイツのホロコーストを生き延びた人々の調査から発案された概念だが、興味深いことにレジリエンスの研究も、少なくともそのルーツの一つはホロコーストのサバイバー研究である。

アメリカの心理学者サラ・モスコヴィッツは、ホロコーストから生還した四人の子供たちのその後の生活に関心をもち、一九七九年と一九八四年の二回にわたってインタビューを行なっている（Sarah Moskovitz: Longitudinal Follow-up of Child Survivors of the Holocaust. Journal of the American Academy of Child Psychiatry, 24(4), 1985. 和文の引用元はアンドリュー・ゾッリほか著『レジリエンス 復活力　あらゆるシステムの破綻と回復を分けるものは何か』ダイヤモンド社）。

たとえばチェコのテレジン収容所の四人の孤児たちは、人生で最初の二年半を、子供専用の収容棟で過ごしていた。収容者が彼らの世話を担当したが、遊んでやれる時間などは皆無だった。彼らは大人からの愛を知らないまま育った。収容所から救出されてイギリスの孤児

院に着いた彼らは、ひどい栄養状態で同世代の子に比べて小柄だった。四人とも養子縁組をして新たな家族に引き取られていったが、その後の人生には大きな差が生じていた。

リアとバールの状態は深刻だった。小さいころ「ぐずりや」と呼ばれていたリアは、モスコヴィッツとの面接では深い屈辱感や精神的な不安、さらに不眠症の悩みを訴えた。バールは養子縁組がうまくいかず、孤児院に二度戻ったが、十七歳でアメリカのおじ夫婦に引き取られていった。その家を訪問したモスコヴィッツが見たものは「いくつもの重い病を抱えて衰弱し、ほとんど無気力状態の三十七歳の男の姿」だった。

ジャックとベラは対照的だった。ジャックはタクシーの運転手で、ロンドンで妻と二人の子供と幸福に暮らしていた。さまざまな人と出会う毎日が冒険のようで楽しいと感じていた。ベラは「夫が心臓の手術をしたばかりだというのに、夫婦で力を合わせればどんなことも乗り越えられると信じていました。美術商のビジネスを軌道に乗せ、仕事を楽しんでいました。さらに治安判事のボランティアにも励み、子供が関わる裁判を担当していた」。

彼女はベラをレジリエンスの典型例と考え、レジリエンスのために重要な要素として「適応力」「大人へのアピール」「アサーティブネス（自己主張すること）」の三つを挙げている。

そう、SOCと同じく、レジリエンスもいくつかの要素に分解できる。ただし、レジリエンスのほうが多くの研究者がテーマとしており、何が重要な要素であるかについてはさまざまな意見がある。

私が個人的に興味深く感じたのは、中部大学の小塩真司《おしおあつし》氏（現・早稲田大学文学学術院教授）らの研究結果だった（小塩真司・中谷素之・金子一史・長峰伸治：「ネガティブな出来事からの立ち直りを導く心理的特性――精神的回復力尺度の作成」二〇〇二年）。彼らは大学生におけるレジリエンスとネガティブな出来事および自尊心の関係について調査を行ない、レジリエンスの構成要素として「新奇性追求（新しい、珍しいことへの興味）」「感情調整」「肯定的な未来志向」の三つを挙げている。小塩氏は当初、「忍耐力」も重要ではないかと予想していたが、調査の結果「忍耐力」はさして重要ではないことがわかった。

レジリエンスと関連が深い要因としては「安定した家庭環境や親子関係がある」「セルフ・エステイーム（自尊心）や共感性が育っている」「コンピテンス、スキル、ユーモア、コミュニケーション能力がある」の三要素が指摘されたが、「過去につらい経験をしたかどうか」はレジリエンスに無関係であり、「過去に苦痛に満ちた経験をしたにもかかわらず自尊心を高くもっている者は、そのような経験をして自尊心が低い者よりも精神的回復力が高い」ことが明らかになった。

本章冒頭の私個人の話に結び付ければ、自分自身への好奇心は、「新奇性追求」と関連しそうだし、自己愛の件は「セルフ・エスティーム」と関係がありそうだ。つまり私個人の健康に関して、その説明についてはＳＯＣよりもレジリエンスのほうがしっくりくる、ということになる。

柔軟性、多様性、変化の重要性を強調するレジリエンス

以上で何となく、レジリエンスがいかなる概念であるかは理解していただけたものと思うが、遅まきながらここで定義を述べておこう。ただし、見てきたとおりレジリエンスは、ＳＯＣ以上に関わる研究者も多く、多様な視点から複雑な議論がなされている。それゆえ定義も複数あり、どれが「本家本元」とはいいづらい状況があるため、代表的なものをいくつか紹介しておく。

まず、レジリエンスの概念を初期に示したイギリスのマイケル・ラターは「深刻な危険性にもかかわらず、適応的な機能を維持しようとする現象」としている。ただし、この概念の提唱者は統合失調症の母親をもつ子の適応に関する研究を行なったガルメジーであるともい

われており、彼の定義は「高い困難な環境にもかかわらず、適応的な調整を行なうこと」だった。

このほか「ストレスの負の効果を和らげ、適応を促進させる個人の特性」（ワグニルドとヤング）、「逆境や障害に直面してもそれを糧としてコンピテンスを高め成長・成熟する能力や心理的特性」（ウェルナー）、「逆境に直面したときにそれを克服し、その経験によって、強化される場合や変容される人がもつ適応力」（グロットベルグ）とも定義付けられている。それほど大きな違いがないのになぜこれだけ定義が乱立するのかは不明だが、ここでは「逆境を乗り越えて適応する力」とまとめられそうだ。

ただ、それだけならやはりSOCとそう変わらない。レジリエンスのほうが広範囲に研究されているように見えるのは、この概念が社会やコミュニティ、生態学や経済学といった多領域で用いられているためもあるのだろう。本章で述べているのは、こうした幅広いレジリエンス概念の一部である「心理的レジリエンス」について、ということになる。

SOCが「首尾一貫していること」、すなわち同じであることにやや重きを置いているのに対して、レジリエンスはどちらかといえば柔軟性や多様性、さらには変化の重要性を強調しているように思われる。精神的な健康という点からいえばともに重要であり、どちらかだ

けというわけにはいかないはずだ。

騙されやすさが人間のレジリエンスを高める?

レジリエンス研究を調べていると、ときどき意外な要素がレジリエンスと関係していることがわかって驚かされることがある。

一つはスタッセンらの研究だ。

彼らは三〇〇〇例近い事例に対して抗うつ薬とプラセボ（偽薬）を投薬し、その反応を比較した。その結果は、きわめて興味深いものだった。投薬によって改善したグループの治療成績は、抗うつ薬とプラセボでほとんど差がなかったのである。

この結果からはさまざまな仮説が考えられる。スタッセンらは、こう考えた。うつ病患者においては共通の生物学的なレジリエンス的因子（resilience-like-component）があり、抗うつ薬もプラセボも、たんにその引き金をひいているだけではないか。もしこの仮説が正しければ、再発予防と称して抗うつ薬を長期間服用しつづけることは、間違った行為ということになる。

別の説では、こうしたプラセボ効果そのものが、レジリエンスの現れであるとされている。つまり、かつての成功体験（抗うつ薬が効いた経験）を、将来への期待や希望につなげる能力ということだ。

治療の本質がプラセボ効果でよいのか、という疑問もあろう。プラセボが効くということは、「騙されやすさ」を意味するからだ。「信ずる者は救われる」という諺《ことわざ》は、肯定的な意味よりは皮肉として用いられることが多い。

しかし精神医学に関しては、プラセボで治るならそのほうがよい。プラセボで治るような病気は、「病は気から」の典型であって、実際に身体が病んでいるわけではない。ならば、そんな病気に毒性も決して低くはない向精神薬を用いるよりも、薬理作用ゼロの砂糖玉か何かで治したほうがずっといい。少なくとも、私はそのように考えている。

信じやすさがレジリエンスを高めるなら、信仰はどうなるだろうか。

先ほど引用した『レジリエンス　復活力』には、信仰心とレジリエンスの関係が報告されている。それによれば、「信仰心の厚い人々に比較的高いレジリエンスが備わっている」とのことだ。それは信仰が「自分の人生には意味がある」「自分の力によって状況は切り開ける」「逆境や困難を乗り越えることによって成長できる」という三つの確信をもたらすから

であるという。

しかし一方で、これと対立する研究成果も報告されている。「一般的なスピリチュアリティや怒りが高い人ほど身体的・精神的健康状態は悪く、ＰＴＳＤ症状が高い」「スピリチュアルな信念が外傷体験による健康度の低下やＰＴＳＤ症状に対して予防要因になりえず、暴力的な外傷体験に曝露《ばくろ》されたにもかかわらず影響が少ない人は怒りやスピリチュアルな信念の受容が少なく、レジリエンスが高い」とする研究もある。

もっとも、スピリチュアルな信念と信仰は必ずしも一致しない。たとえばクリスチャンがスピリチュアルとは限らないからだ。プロテスタントとカソリックのレジリエンスに与える影響などを知りたいところだが、少なくとも宗教をどう受容するかで、レジリエンスを高めるか低めるかが決まるのかもしれない。

ヒトラー、アイヒマンに宿る「健康な狂気」とは

ＳＯＣのときもそうだったが、高いレジリエンスと高い倫理性がつねに両立するかどうかは、なかなか難しい問題だ。

ここで、一人の青年を紹介したい。私は彼が、史上稀に見る高いレジリエンスをもった人物であると考えている。彼はどんなに挫折を繰り返しても、決して心が折れることもなく、不屈の闘志で自らの運命を切り拓いた。その精神の強靭さに関しては、ほぼ疑う余地がない。

まずは彼の経歴を見ていただこう。

彼は公務員の家庭に六人兄弟の三番目として生まれ、何不自由なく育った。しかし中学での成績は芳《かんば》しいものではなく、落第を繰り返した。結局、病気で学業は断念することになり、高校中退が彼の学歴となった。人生最初の挫折体験である。

中退後はニート暮らしになったが絵と読書と音楽が好きで、自分を英雄と思い込んでいた。絵の才能があると思い込んでいたため美術学校を受験したものの不合格で、まさか落ちるなどとは夢想だにしていなかった彼は絶望した。

父親の死去で潤沢な遺産を手にした彼は、首都に友人と下宿を借り、共同生活を始めた。一浪して再受験したものの再び失敗し、下宿から失踪したこともある。首都では遺産を切り崩しながら、たまに絵を売って生活していた。翌年には母親が癌で死去するなどのショックも重なった。

やがて戦争が始まると、彼は大いに解放感を感じて従軍し、勲章をもらうほどの活躍を示した。しかし故国は敗戦に向かい、彼自身も毒ガス攻撃で一時、失明の恐怖を味わった。このとき故国の敗戦のニュースに接して、彼は人生で初めてというほどの大きな挫折と絶望を感じたという。

その後、諜報機関《ちょうほう》を経て政治家に転身した彼は、持ち前の演説の才能を活かして支持を集め、政党を立ち上げた。その後の政治闘争のなかでも何度か挫折と失意を繰り返すが、不屈の闘志で立ち上がり、最終的に彼の政党「国家社会主義ドイツ労働者党」は国民の支持を集めて第一党へ躍進した。

もうおわかりだろう。彼こそはナチスドイツの総統、アドルフ・ヒトラーである。

病跡学という学問があって、これは通常、天才の創造の秘密を病理という側面から検討しようとするものだ。ムンクの統合失調症、ドストエフスキーのてんかん、ヘミングウェイのうつ病などがよく取り上げられる。ならば、健康生成という視点からの病跡学も可能ではないだろうか。たとえばヒトラーは、なぜこれほどまでに挫折に負けないタフな精神を維持できたのか。

彼自身のなした独裁とホロコーストを「狂気の所産」と見るのはたやすい。しかし、そうだとすれば、彼の「狂気」はもはや「病気」とは関係がない。病気というものが、通常は社会適応力を下げ、その人本来の能力の発揮を妨げるものとすれば、彼の狂気は逆である。

ヒトラーはその狂気ゆえに能弁であり、狂気ゆえに支持された。まさにこの意味で、「健康」と「狂気」の組み合わせがもっともタチが悪いのかもしれない。ハンナ・アーレントは、ホロコーストを官僚的に執行しつづけたアイヒマンに「悪の凡庸さ」を見てとったが、これもまた「健康な狂気」の典型なのである。

こういう、やや意地の悪い視点から見てみると、レジリエンスも「よいこと」ばかりではないことがよくわかる。もう少し、「悪の病跡学」を続けてみよう。

ヒトラーに限らず、どうやら独裁者にはレジリエンスの高い人物が多いようだ。

フランス革命後の恐怖政治で反対派を次々とギロチンにかけたロベスピエールは、貴族の生まれだったが幼くして母を亡くし、父も身を持ち崩したため、わずか六歳で家長となったという。学生時代も貧しい苦学生だった。当時としては珍しくない経歴だったかもしれないが、現代なら苦境を見事に克服した人物として、レジリエンスが高いと評価されていただろう。

カンボジアで一七〇万人を虐殺したクメール・ルージュの指導者ポル・ポトも、一九六〇年代には政権による共産党の弾圧を逃れるために、長期間ジャングルでの潜伏生活を余儀なくされている。

旧ソビエト連邦で、およそ七〇〇〇万人が犠牲になったとされる「大粛清」を主導したスターリンもまた、政治活動のなかで繰り返し逮捕され、流刑と脱獄を繰り返し、寒さと飢えに苦しみながら革命運動を続けた。一九一七年のロシア革命はその成果であり、まさしく「スターリン（鋼鉄の人）」の名にふさわしいが、そこに最悪の独裁者という顔もあったことを忘れるべきではない。

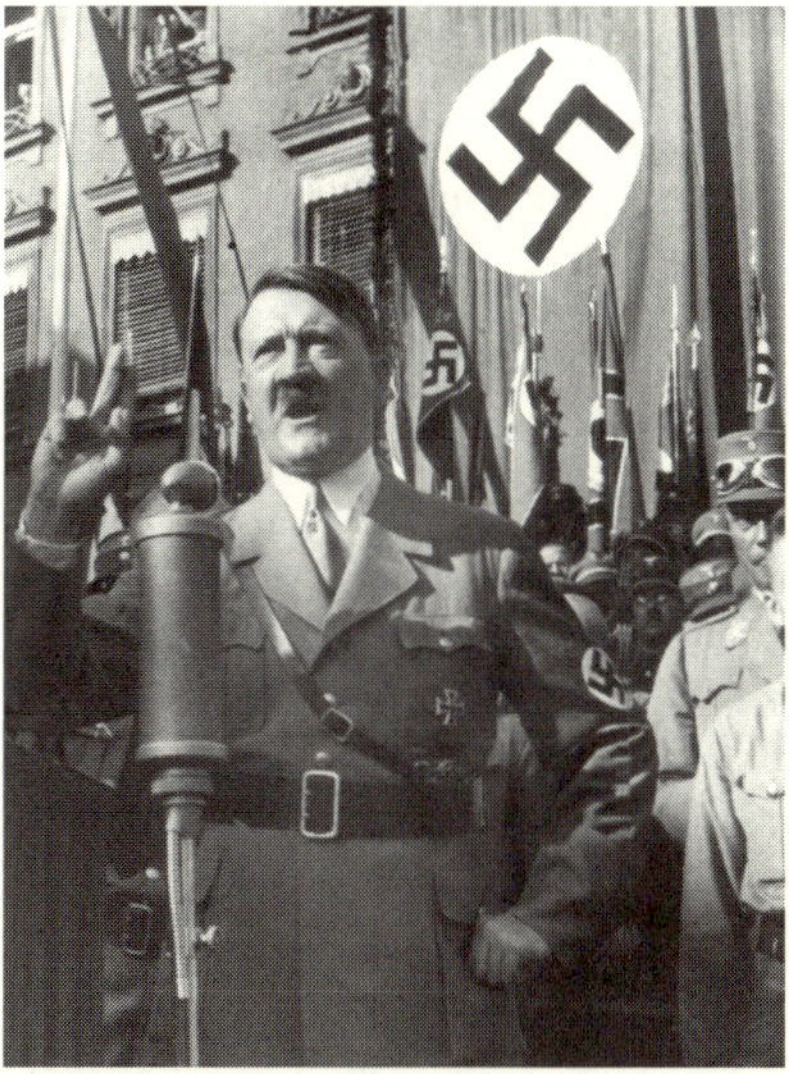
史上稀に見る高いレジリエンスを有したナチスドイツ総統、アドルフ・ヒトラー（写真提供：EPA＝時事）

どうだろうか。苦難は人を鍛えるが、苦難は「悪」をも鍛える。そうした側面が見えてきたのではないか。

極端な例ばかり持ち出している、と

思われるかもしれないが、そうではない。独裁者を例にとったのは、どういう視点から見ても悪人、という事例が必要だったのと、彼らの経歴は詳細までウェブ上などにあって確認しやすい、という二つの理由がある。

身近な例がほしければ、あなたの身の回りの「悪人」を思い浮かべてみるとよい。悪人の多くは健康だ。しかも彼らは、少々の挫折や批判には屈しないタフネスをもっている。昔、『悪い奴ほどよく眠る』というタイトルの日本映画があったが、ここにはおそらく「悪人のレジリエンスは高い」という意味も含まれていると考えられる。

第四章

「悪」のレジリエンスと日本のヤンキー文化

高い健康度がなければ「悪」は維持できない

先に私は、独裁者のレジリエンスという、いささか不穏な指摘で章を閉じた。悪人として生き延びた人々の健康度は決して低くない。価値判断はともかくとして、確固たる「悪」のアイデンティティは、それ自体は健康度を下げることがない。これは考えてみれば当たり前のことで、「善人」には善であろうとするがゆえの葛藤が付きものだが、健康な「悪人」にはこの種の葛藤がないからだ。

私自身の経験も交えつつ、少しこの点を掘り下げてみよう。

まず第一に、「善」はそれ自体が目標でありうる。つまり、善人は善人たろうとしているのだ。問題は「善」の定義やその指し示す範囲がきわめて多様で広いために、「完璧な善人」たろうとする努力は決して報われないということである。つまり善人を志向するということは、内外の批判を免《まぬか》れないわけで、それが葛藤の原因となる。

べつに難しい話ではない。私は精神科医だが、この職業は他の職業に比べて、要求されるモラルの水準が高い。少しでも他者を攻撃するような言葉は「精神科医のくせに他人を傷つけていいのか」といった批判を浴びる。こうした事情は教師や宗教家などの場合も同様だろう。もちろん批判する側も揚げ足取り程度の軽い気持ちでやっていることは承知の上だが、なかなか窮屈なものだ。

一方、悪人の場合は事情が異なる。悪人は「悪」をめざしているわけではないからだ。悪人の目標はきわめて多様である。自身や身内の欲望や利益であったり、価値観であったり、あるいは彼自身にとっての特別な「善」であったりする。

彼らに共通するのは、そこに葛藤がないことだ。葛藤を欠いた善意の確信は、時に暴走し、危険極まりないものになる。

本人だけが確信している特殊な善行を徹底して貫くことは、しばしば悪そのものに転化する。前章で例に出した独裁者たちがよい例だ。彼らは間違いなく――ためらいの有無は別として――国家のための利益になるという確信で独裁を行なっていたはずだ。私利私欲だけであれほどの暴走は起こらない。ユダヤ人の絶滅も、敵対勢力の粛清も、基本的には国家のための「善」としてなされたはずである。「地獄への道は善意で敷き詰められている」とはそういうことだ。

しかし、見方を変えれば、どの独裁者もろくな死に方をしていないともいえる。健康の指標を「死にざま」を含めて考えるなら、彼らのレジリエンスが高いとは必ずしもいえない。悪というアイデンティティにしがみつくことは、レジリエンスという点から見ると、必ずしも得策ではないのだ。

ここに一つの逆説がある。悪人のレジリエンスが高く見えてしまうのは、一般的には「悪」のレジリエンスが低いためでもある。善であろうとしても批判や葛藤に晒されるが、悪は批判ばかりか、たんに淘汰されてしまうだろう。司法によって、他者からの攻撃によって、社会からの孤立によって。現代社会において、むしろ淘汰されない悪のほうが珍しい。彼らがしばしば徒党を組みたがるのは、他者を威嚇するということ以上に、悪の脆弱《ぜいじゃく》さをよく知っているためではないか。

そのように考えるなら、われわれが目にする悪人の健康度が高いのは当然ともいえる。彼らが「悪」のアイデンティティを維持しえたということは、こうした高い淘汰圧（＝ストレス）を生き延びてきたことを意味している。それが資質なのか偶然なのかはともかく、そもそも高い健康度がなければ「悪」は維持できない。言い換えるなら、悪人のレジリエンスの高さとは、生存バイアス（≒成功バイアス）によるものなのだ。レジリエントならざる悪人は、決して生き残れない、という意味で。

「悪」の要素によって支えられた橋下徹の人気

しかしまた、こういう例もある。

二〇一五年五月十七日、実質的には大阪都構想の賛否を問う住民投票が大阪市で行なわれ、僅差で否決された。大阪維新の会代表（当時）の橋下徹は事前に予告したとおりに政界引退を表明する記者会見を行なった。それでも依然として橋下人気は高く、若く有能で決断力をもった政治家の引退を惜しむ声は少なくなかった。

私見ではこの「大阪都構想」なるもの、最初から最後まで「橋下徹劇場」あってのものであった感は否めない。彼の関西における絶大な人気がなければ、そもそも都構想がこれほど大きな争点になったとは思えないからだ。二重行政の問題がしきりにいわれたが、目的の一つは大阪市の腐敗をなくすことだったはずだ。なにしろ二〇一〇〜一二年度の三年で、市役所職員から逮捕者総数五七名、懲戒処分五四八名を出したほどの自治体である。この腐敗に初めて手を突っ込んだ橋下徹の蛮勇に人々は喝采した。その橋下氏があれほど必要というのだから大阪都は必要なのだろう、と考える人々が少なくなかったのだろう。

しかし、結果的に彼は住民投票で敗れた。その人気は、敵と味方を分断して敵を徹底的にやっつけるというわかりやすい手法の成果でもあった。それは彼のキャラクターに合っていたが、結果的に敵対勢力を肥大させてしまった。反対票の多くが「反大阪都」というよりも「反橋下」であったことは間違いないだろう。その人気はまさに諸刃《もろは》の剣《つるぎ》だったのだ。

私は橋下氏の人気は、そうした彼の攻撃性、もっといえば「悪」の要素によって支えられていたと考えているし、過去に著作内（『世界が土曜の夜の夢なら』角川書店）でも指摘したことがある。それは彼の変遷ぶりをみればよくわかる。

周知のとおり、タレント時代の橋下氏は、茶髪とサングラスをトレードマークとしていた。一見チャラそうでいて、時にはシリアスなコメントもこなせる有能な弁護士、という漫画のようなギャップの魅力だ。こうしたギャップ萌えは、ヤンキー的なキャラを立てるうえできわめて有効である。

しかし誤解を恐れずにいえば、彼の最大の魅力はその「反道徳性」ではなかったか。彼が弁護士時代に、消費者金融大手「アイフル」の子会社である商工ローン企業「シティズ」の顧問弁護士だったことは広く知られている。また、例の「慰安婦は必要」発言で知られるようになったが、大阪の色街・飛田新地の組合の弁護士を務めていたこともある。つまり彼は、決して非合法とはいえないまでも、一部の人からは眉をひそめられるようなグレーな仕事に手を染めていた時期があるのだ。

しかし、橋下氏の場合はそれらがマイナスにならない。むしろそうした「合法すれすれのワル」ぶりに、人々は魅了されたのではなかったか。彼はそのことをよくわかっており、著書でも「ルールの隙を突くこと」を積極的に推奨し（『まっとう勝負！』小学館）、グレーゾーンの大切さを強調している。

橋下氏の人気を見ていてつくづく思うのは、日本において大衆的人気を博するキャラは、多少なりともこうした「悪」の成分をはらんでいる必要がある、ということだ。「昔悪かった」「やんちゃだった」「元ヤンキー」「元やくざ」などの経歴は、まったくマイナスにならない。むしろそうした経歴をもっているほうが、経歴に傷がない人よりも信用されたりする。

やくざ上がりの牧師や、不良上がりの警察官、元ヤンの弁護士といった経歴のほうが、人々を惹きつける。一見すると不可解な現象だ。どう考えても非行歴のない真面目な弁護士のほうがマシではないか。漫画『こちら葛飾区亀有公園前派出所』の両津勘吉もいっている。「えらいやつってのは始めからワルなんかにならねえの！　正直で正しい人間がえらいにきまってるだろ！」。正論である。しかし、この考え方はあまり一般的ではないようだ。

じつは私も最近まで、「非行歴のある成功者よりも、それがない成功者のほうがえらい」という考え方を支持していた。しかし、レジリエンス問題を考えるようになってから、単純にそうも言い切れなくなってきた。どういうことか。

多くの人々が「元ヤン」の経歴に惹かれるのは、彼らをある種の「エリート」と考えるからではないか。彼らはかつて「悪」だった。悪であるがゆえに高い淘汰圧を受けつづけてきた。しかし、彼らは生き延びた。生き延びるばかりか、成長し、変化を遂げ、むしろ平均よりもはるかに高いレベルで社会に適応している。この人生の振幅そのものが、彼らの高いレジリエンスの証《あか》しである。

こういう考え方は、必ずしも不自然ではないし、間違いでもない。たしかに彼らは、親や教師に従順であるがゆえに強いストレスを受けることなく高い学歴や社会的地位を手にした凡庸なエリートよりも、タフで強靭な人々であるにちがいない。「昔悪かった」「やんちゃだった」というオヤジの自慢は伊達《だて》ではない。彼らは要するにこういいたいのだ。「おれのレジリエンス、高いだろ?」と。

断っておくが、私は決してヤンキーを礼賛したいわけではない。彼らの非行や迷惑行為はやはり規制され、淘汰されるべきものだし、元ヤンを自慢したいのなら、自分がまず過去の道徳的負債をどのように社会に支払っているのか（チャリティーや寄付などを通じて）を明示してほしい。それすらしないで過去のやんちゃ自慢に終始するのなら、私も「やはりヤンキーは度し難い」と言い続けるほかはない。

パンダ、カメレオン、ヒョウ……三つのサバイバル戦略

さて、ここに一冊の興味深い本がある。

マイケル・ウンガー『リジリアンスを育てよう』（金剛出版）だ（表記は「リジリアンス」だが、ここでは混乱を避けるため本文は「レジリエンス」で統一する）。

最近、レジリエンス概念は自己啓発書やポジティブ心理学界隈《かいわい》などでも大人気で、同書もタイトルを見たときにはその手の本かと勘違いしていた。ところが内容を読んでみると、非行少年をどう立ち直らせるかというものだった。

いや、結果的に立ち直りをめざすとはいっても、たんなる更生美談というわけではない。同書がユニークなのは、非行に走る少年少女たちの「健康」に照準した点だ。彼らはある意味、ずっと逆境とリスクに晒されて生きてきた。そんな環境のなかで、彼らが健康でありつ

づけるためにとった戦略の一つが非行である。そう、非行もまた、適応と健康のための戦略であるということが、本書の前提なのである。著者はその前提に基づいて、「よりましな選択肢」を提供することが望ましいのだという。禁止や処罰ではなく、健康でありつづけるための代替案を提供するということだ。

非行少年（少女）が健康？ 不可解に感じた人もいるかもしれない。暴力や窃盗、あるいはドラッグに走ったりすることの、いったいどこが「健康」なのか？ しかし、ちょっと待ってほしい。先ほど橋下徹のところでも触れたとおり、「ほどほどの悪」でありつづけることは、高い健康度の証しでもある。これまでしばしば触れてきたように、「健康か不健康か」という問題は、道徳的な善悪とは差し当たり無関係だ。関係があるとすれば、先ほど述べたような「淘汰圧」を介するような間接的なものにならざるをえない。

それはともかく、『リジリアンスを育てよう』の主張に戻ろう。

その冒頭には、まさに次のように書かれている。「リジリアントな子どもは、彼らよりもはるかに少ない問題しか抱えていない子どもと同程度の成功を収めたとき、逆境に打ち克《か》ったと言える」。ここでいう逆境とは「身体的虐待、危険な家庭環境、無防備な学校、貧困」などが含まれる。先ほどの元ヤン弁護士の例などを挙げて私がいいたかったのはまさにこのことだ。彼らはたんに「悪かった」ばかりではない。彼らの多くは、しばしば貧困や虐待のサバイバーでもある。

こうした前提で著者は、問題を抱えた若者たちの「三つのサバイバル戦略」を指摘する。すなわち、パンダ、カメレオン、ヒョウである。なにやら「動物占い」めいてきたとお感じかもしれないが、内実を知れば、なかなかよく考え抜かれた分類であることが理解できる。

パンダとは、どこにいても笹しか食べない動物だ（と著者はいう）。それと同じように、このタイプの若者は、どこにいても誰といても、特定の一つのアイデンティティにしがみつく傾向がある。変化が苦手で適応ができないというタイプだ。いらざる注釈をしておけば、パンダはじつは雑食であり、魚や昆虫といった小動物や果物を食べることが知られている。実際、中国の動物園では笹以外にも肉や野菜などを中心とした餌が与えられているという。よって、この分類はあくまでも比喩的・便宜的なものと理解されたい。

カメレオンとは、新しい状況や環境にやすやすと溶け込み、新たなアイデンティティを試すタイプの若者である。この比喩はわかりやすい。ただし彼らにも問題はある。適応はするが不安定であり、自分が何ものであるのかを宣言できないのだ。

ヒョウは三つのグループのなかではもっとも力強い。自分のアイデンティティに確固たる自信をもち、そのことを折に触れ宣言し、自分が特別な存在であることを周囲に認めさせようとする。「そのリラックスした姿は、サバイバルと適応のためのよりパワフルで危険な能力を秘めている」。イメージとしては、ヤンキー漫画の頼りになる主人公をイメージしてもらえればいいだろう。

ここで日本人なら「なぜヒョウ？」と思うかもしれない。このポジションなら虎かライオンがふさわしいのではないか、と。私の推測では、ヒョウが選ばれたのは、おそらく誘惑的でうつろいやすいその魅力ゆえだろう。古代ローマでは、ヒョウの吐く息は芳香を放ち、あらゆる動物を魅了すると信じられていた。また「豹変」という言葉があるように（「君子豹変、小人革面（君子は豹変し、小人《しょうじん》は面《めん》を革《あらた》む）」『易経』）、時には適応のための変化を厭《いと》わないしなやかさも兼ね備えている。三つのパターンのなかでは、おそらくもっとも理想的なレジリエンスのあり方といえるだろう。

「杭と穴」の比喩で語られる三者の適応パターン

しかし、こう述べただけでは、いったい彼らのどこが「健康」なのか、と疑問に思われる人もいるだろう。とりわけパンダとか最悪ではないか、と。たしかに、この特徴だけではわかりにくい。『リジリアンスを育てよう』で挙げられた実例で見てみよう。

そこでは十一歳のジャニスという少女の例が紹介されている。彼女は六歳のころ、万引きの常習犯として有名だった。それ以降、まったく盗みは働いていなかったが、ずっとその汚名はついて回った。彼女の家庭は問題を抱えており、子供の世話をしない父親、いさかいの絶えない両親、学校にもなじめないストレスが、彼女を抑うつ的に追い込んでいた。

彼女がパンダである理由は、「万引き少女」というアイデンティティが彼女にとって役に立つ一面があったためである。万引きはたしかに彼女にとって不利な行為でもあったが、いいこともあった。ひどい両親に報復でき、戦利品で友達をつなぎ留め、刑務所に入ることすら一部の友達から尊敬される。つまり彼女には、周囲から押し付けられた「万引き少女」というアイデンティティを維持するメリットがあった。たとえ先がないことがわかっていても。このように、「パンダ」のアイデンティティはそれを支える環境、すなわち他者の存在によって維持されている。彼らは、変化することを求める他者の要請を、たんに無視するのだ。

ではカメレオンはどうか。彼らについてはなんとなく想像がつくかもしれないが、こちらも事例を簡単に紹介しておこう。

キースは十八歳の少年である。母親は薬物依存症でネグレクトを続けていた。キースは十一歳のとき、通報を受けた「子ども家庭サービス」の介入を経て、里親に預けられた。さまざまな事情からキースの支援者は次々に入れ替わり、わずか五年間で五人の里親と八人のケースワーカーが彼を担当した。キースは学校の成績はよく、友人も多かった。周囲の指示に従って母親を訪問もした。しかし最後の里親の家で首を吊って自殺未遂をしてしまった。友人たちと参加する予定だったスキー研修の参加費用を里親が出してくれない、というのがその理由だった。

このタイプの特徴は、ヘアスタイルやファッション、友人関係を頻繁に変えてアイデンティティを渡り歩くことである。環境にうまく順応し、空気を読むのが巧みで、指示にも素直に従う。周囲の期待に応え、喜ばすことに長《た》けているが、他者からの承認や注意を集め損なうときには自殺を含む自己破壊的行動に出ることがある。いわば、彼らは自分を犠牲にして過剰適応を図っているのであり、その代償として不安定さを引き受けざるをえない。

次に、ヒョウについて見てみよう。

十五歳の少女シーラは、がりがりに痩せている。彼女は重症の糖尿病で、治療を拒否していた。感情的な母親と、家族から距離を置いた父親のもとで育ったシーラは、幼いころから自分の怒りを動物虐待で紛らわしていた。十二歳で不登校となり、仲間の少女たちと徘徊《はいかい》し、セックスと引き換えにドラッグを手に入れるような生活だった。

しかし彼女は、そんな自分を肯定していた。ゴス系のファッション、オカルト、セックスに関心をもち、自分の心身をコントロールしていると信じていた。周囲の助言にはいっさい耳を貸さず、将来の健康よりも、いま自分が気分よく過ごせるほうを重視していた。

彼（女）らのアイデンティティは強固に見える。その点ではパンダとよく似ている。ただしパンダのアイデンティティは、周囲の他者によって支えられていた。またパンダはヒョウほど自信がなく、自己主張もしない。

著者はこの三つの適応パターンを、「杭と穴」の比喩で語っている。

▽パンダは、四角い穴にはまった丸い杭である。つまり、フィットはしていないが、はまることははまる（適応している）。
▽カメレオンは、穴に合わせて杭のかたちを変えられる。
▽ヒョウは、自分の杭のかたちに合わせて穴をつくり直す。

これで、三つのパターンの大まかなイメージはもてたことだと思う。重要なことは、これらの戦略もまた生き延びるための選択であり、限られた範囲ではあるけれども、彼らもまたレジリエンスを獲得していたということである。

ストーリーを書き換えることなく成功するヤンキーたち

著者はこうした問題を抱えた若者に対して、「ナラティブセラピー」の手法を用いてアプローチを試みる。具体的にはまず「①若者の真実を聞く」。次いで、彼らが「②自らの行動を批判的に見るよう援助」し、「③若者が必要だというものにフィットする機会を創造」し、「④若者が耳を貸し、敬意を払うような仕方で」話し、「⑤もっとも大切な差異を見つける」。差異を見つける、とは、若者をラベリングせず個性を尊重するようなやり方を指している。そして最後の戦略が「⑥やめさせるより代わりを見つける」だ。

この手法は簡単にいえば、若者の問題の原因となっているドミナント・ストーリー（物語）を、対話を通じて書き換え、オルタナティブ・ストーリーを導いていくものである。それが

「真実の物語」かどうかはともかく、目標は若者たちが、よりレジリエンスの高いストーリーを獲得することだ。このセラピーには、「言葉やコミュニケーションが現実を構成する」という、社会構成主義的な思想が背景にある。

ここで再度痛感するのは、やはり「ヤンキー」は強い、ということだ。実際に非行に走っている時期には、ヤンキー的に振る舞うことは強力なアイデンティティを与え、仲間内からも承認され、場合によっては社会のほうも彼らの存在を面白がってくれる。やがてヤンキーを卒業し、地元で就職する際には、彼らの人脈や、上下関係を重んずる礼儀正しさ、高い身体能力などが有利に作用する。できちゃった婚に象徴されるように、性的にも活発であり繁殖力も高い。たしかに大きな成功に至るのはごく一握りかもしれないが、彼らにとって「やんちゃ」だった過去はすでに勲章である。ヤンキー先生こと義家弘介《ひろゆき》しかり、X－JAPANのYOSHIKIしかり、若者のカリスマ・高橋歩《あゆむ》しかり。

彼らはいっさい自らのストーリーを書き換えることなく、一直線に成功の階段を駆け上がっていく。ある意味でヤンキー文化のフォーマットは、非行に走る若者に巧まざるレジリエンスをもたらしているとも考えられるのだ。

第五章

なぜ日本文化のレジリエンスは高いのか

「変われば変わるほど変わらない」

前章で私は、「ヤンキーのレジリエンス」について述べた。彼らが過去のやんちゃを自慢したがるのは、たんなる力の誇示ではなく、きわめて大きなストレスを克服してきた過去を誇っているからだ。本書でいうところのレジリエンス自慢、というわけである。

これまで述べてきた健康の指標は二つあった。一つが首尾一貫性を大切にするSOC。もう一つが柔軟性や多様性を重視するレジリエンスだ。後者には、ストレスすらも糧として自らの強さに転化するという意味も込められている。もちろん両者には接点があるが、健康でありつづける戦略としては対照的だ。SOCは変わらないことを、レジリエンスは変わることを重視するからだ。

一見、矛盾するこの二つの傾向をうまく言い表すのに、うってつけの言葉がある。「変われば変わるほど変わらない」だ。フランスの作家、ジャン＝バプティスト・アルフォンス・カーの言葉として知られている。一般的にはこれは「人間」の特性を言い表す言葉と考えられているが、ほぼそのまま「健康生成」にも当てはめることができる。つまり「変われば変わるほど」はレジリエンスを、「変わらない」はSOCを示しているのだ。

この言葉からは、いろいろなバリエーションをつくることができる。「変わらずにいるためにこそ、変化しなければならない」といった政治家がいた。あるいは「変わらないものは滅びる」と言い換えれば、これは進化論になる。

じつはSOCのなかにも「変わる」は含まれている。第二章で述べたように、SOCの提唱者であるアントノフスキーは、健康―病気の軸上に個人の状態を位置付けた。この軸上では、つねに個人を病気のほうに押し流そうとする圧力が働いており、個人はその圧力に逆らうかたちで自らの位置を定めている。つまり、ここには病気に抵抗して健康に向かおうとするダイナミックな拮抗関係が存在するのだ。SOCの「首尾一貫」とは、堅牢《けんろう》で固い同一性ではなく、それを構成する要素がダイナミックに変動しながら同一性を保つという意味で「変化」を含み込んでいる。

このように述べると、それは「ホメオスタシス（恒常性）」だろう、という指摘がすぐになされそうだ。ホメオスタシスとは、本来は生物が、いつも体内環境のバランスを一定に維持しようとする傾向にあることを示す概念である。恒温動物の発汗による体温調節などがその一つだ。ただしこの場合、バランスは問題となるが、そこに「健康」という価値は含まれていない。ホメオスタシスもまた、SOCの一要素ではあるかもしれないが、SOCに含まれている「資源」や「成長」といった発想はホメオスタシスからは導かれない。「恒常性」だけで成長を語れないのは当然のことだ。

ならばレジリエンスについてはどうか。そこに「変わらない」は含まれているのか。この概念の提唱者の一人であるラターは、レジリエンスを「深刻な危険性にもかかわらず、適応的な機能を維持しようとする現象」と定義していた。この「適応的な機能を維持」の部分が、「変わらない」に該当するだろう。

ちょっと回り道になったが、これではっきりした。「健康生成」を考えるに当たっては、「同一性」と「変化」が不可欠の要素となる。同一性を保ちつつの変化とは、すなわち「成長」ないし「成熟」だ。そう考えるなら、健康を支えるものこそは「成長」であるともいえそうだ。

「よさこいソーラン」を生徒に踊らせた凄さ

ここで、話を「ヤンキー」に戻す。

ある意味で日本の社会は、「ヤンキー的成熟」に優しい社会だ。それは彼らの「若気の至り」に寛容であるばかりではない。むしろ、この国の地域コミュニティそのものが、ヤンキー文化を育むための土壌を提供しているとすらいいうる。

大げさと感じる人もいるだろうから、以下に説明してみよう。

わが国においては、思春期に芽生えかけた反社会性のほとんどは、ヤンキー文化に吸収される。どういうことか。前章でも述べたとおり、反社会的な若者は必然的に徒党を組む。非行少年が激減しつつあるいまなら、なおさらそうだ。

かつてのような常習的に犯罪に手を染める若者は減り、成人式の飲酒に代表されるような、社会を挑発はするが犯罪にまでは至らない若者が増えた。彼らの「反社会性」にさしたる信念はない。ただ「不良キャラ」であるほうが、連帯しやすいという理由で集団化が起こる。

徒党を組めば、そこに発生するのは同調圧力だ。定番のリーゼントに始まり、そり込み、金髪、パンチパーマなどはまだ現役である。特攻服はハレの日の特別な衣装だが、成人式では純白の羽織袴《はおりはかま》、普段着はジャージというスタイルが一般的だ。何がいいたいのかといえば、要するにそこには「様式」があるということだ。

様式はきわめて重要である。それは仲間や集団に所属するというアイデンティティの象徴であり、あるいは気合を入れたり気分をアゲたりするための刺激であり、さらには学校や世間といった規範的な価値観への挑発という意味もある。特攻服が典型だが、そこにはいわば「フェイクの伝統」志向が見てとれる。これは、もっともプリミティブな文化意識ともいうべきもので、「仲間」がアイデンティティの横軸なら、「伝統」は縦軸となる。だからもちろん伝統＝気合となるわけだ。

いかに悪趣味といえども、こうした文化意識からは、ある種の価値規範が醸《かも》し出されてくる。ヤンキー文化で求心力をもつのは、「ガチで気合の入った」「ハンパなく筋を通す」「喧嘩上等」といった姿勢である。ほかにもタテ社会的な上下関係、パートナーに一途《いちず》であることや、仲間や家族を大切にする、シンナーやドラッグには手を出さない、といった規範もある。

なかなかに興味深い逆転現象だ。彼らは本来、社会のルールに唾《つば》を吐き、逸脱をよしとしてきた集団だったはずなのだが、ひとたび集団的「文化」を帯びはじめると、彼ら独自の倫理や規則をこしらえてしまう。それはしばしば、通常の社会規範と驚くほどよく似ている。つまり、ヤンキーにも「世間」があるのだ。

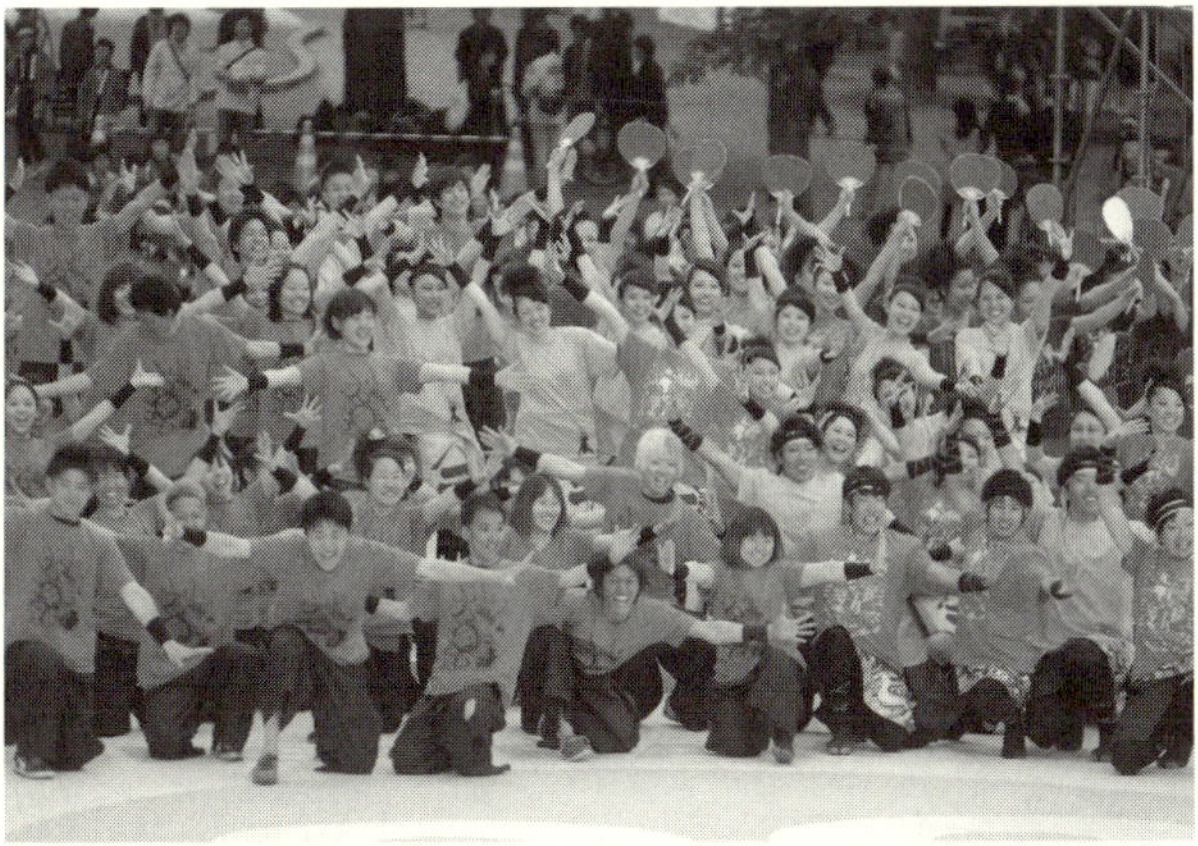

生徒たちが見事な踊りを披露する「よさこいソーラン」祭り（写真提供：時事通信社）

その意味からも、中学生に「よさこいソーラン」を踊らせようというアイディアはじつに慧眼《けいがん》だった。この行事、一九九〇年代に非行対策として普及したとされるが、いまやそうした意味合い抜きで人気を集めている。

衣装やその踊りの所作《しょさ》が醸し出す「様式性」や「（フェイクの）伝統性」は、ヤンキー文化ときわめて近い。しかし、やっていることは勇壮な群舞にすぎないので、教育現場でも実践できる。これで非行が抑止できるのなら安いものだ。生徒にとっても、ここで踊りのスキルを高めておけば、卒業後にも地元のソーランチームに参加して、コンテストに出場するような楽しみもある。それゆえ、一部の生徒によってどれほど嫌悪されようと、七割程度の生徒が支持してくれれば「よさこいソーラン」には意味がある。学校空間とは、本来そういう場所なのだ。

つまり、こういうことだ。日本の青少年の反社会性は、芽生えるや否やヤンキー文化に回収され、一定の様式のもとで共有される。彼は学校卒業後も、きずなと仲間と「伝統」を大切にする保守の一員として成熟していくのだろう。成人すればJC（日本青年会議所）などに所属し、祭りなどにも積極的に参加、やがて力のあるものは地方議員になるなどして、地元でのし上がっていく。

驚くべきは、このタイプの成熟にあっては、立場や所属は変わるとしても、ヤンキー的価値観は無傷で温存されるということだ。われわれは、まったく無自覚なうちに、かくも巧妙で精緻な治安・犯罪抑止システムを手に入れていたのである。

このシステムは、価値観の変化を強要しない。立場や所属は変わっても、そうした「文化」的要因は無傷のままで温存される。そう、ヤンキー文化こそは、「変われば変わるほど変わらない」という状況を永続させてくれるという意味で、彼らにとって重要な「インフラ」たりえているのではないか。

つまり「ヤンキー＝健康」という意味で、社会がヤンキー的SOCを維持しやすくするような「資源」となっているように見えるのだ。

日本人は無宗教ではなく「日本教」の信者である

ヤンキーのレジリエンスの高さという点についていえば、さらに重要なことがある。丸山眞男の指摘だ。

なにも丸山がヤンキー文化について言及している、というわけではない。ただ私が以前に指摘したように、丸山の「古層論」や「古事記論」（「つぎつぎとなりゆくいきほひ」）などには、日本のヤンキー化を予見していたとしか思えないようなくだりがいくつもある。ここでは彼の古層論に基づいて検討を進めてみよう（丸山眞男「原型・古層・執拗低音」『日本文化のかくれた形《かた》』岩波現代文庫）。

丸山は、日本が少なくとも三回の「開国」を経てきていると指摘する。「第一の開国」は、十五世紀末から十六世紀のキリシタンや南蛮文化の渡来を指す。「第二の開国」は、幕末と明治維新であり、「第三の開国」は、第二次世界大戦後の「開国」だ。

開国することとは文化と文化が接触することを意味する。このとき、あまりに近ければたんに呑み込まれてしまうし、あまりに遠ければ本質的な変容は起こらない。それでは日本と、たとえばアメリカとの接触はどうだったのか。

文化接触としての日本の「開国」は、きわめて独特なものだった。日本は他国の文化に呑み込まれることも、完全に無縁になることもなかった。むしろ外来の刺激を無節操なまでに積極的に取り込んでいった。ただし、取り込む際には必ず日本人向けの改善や工夫をした。日本人は外来文化への好奇心が強く、すぐに影響されやすい。にもかかわらず、文化の中核には、かなり強固な自己同一性が存在するのである。

こうした日本文化、あるいは「日本教」の特質をもっとも早く、もっとも鋭く指摘したのは芥川龍之介の短編『神神の微笑』である。

日本でキリスト教を布教している宣教師オルガンティノのもとへ、不思議な老人が現れる。老人は自分が「この国の霊の一人」であると述べ、語りはじめる。彼によれば、泥烏須《デウス》（キリスト教の神）もこの国では勝つことができない。われわれは中国から漢字を学び、孔孟の教えを学んだ。ならば、われわれの文化は中国化したか。そうはならなかった。なぜならわれわれは、漢字を発音のための文字として使い、孔孟の教えも日本風にアレンジしてしまった。はなはだしきは仏教で、「本地垂迹《ほんじすいじゃく》の教《おしえ》」のもと、あらゆる仏は神道の神に置き換えられてしまった。老人はいう。「我々の力と云うのは、破壊する力ではありません。造り変

える力なのです」と。

「事によると泥烏須自身も、この国の土人に変るでしょう。支那や印度も変ったのです。西洋も変らなければなりません。我々は木々の中にもいます。浅い水の流れにもいます。薔薇《ばら》の花を渡る風にもいます。寺の壁に残る夕明にもいます。どこにでも、またいつでもいます。御気をつけなさい。御気をつけなさい」

そう言い残して、老人は消えていく。

「我々」などといえばオカルティックにも聞こえるが、その点を除けばこの老人の言葉は、日本文化のレジリエンスの高さを巧みに表現している。老人の最後の言葉などは、竹内好《よしみ》の「（日本では）一木一草に天皇制がある」（『権力と芸術』）という言葉にも通ずるものがある。これはあえていえば、日本の風土（風景）を構成しているのは、日本のムラ社会的な共同体意識であるということだ。

実際、日本の発展の歴史を一瞥《いちべつ》すれば容易に理解されるように、戦後の日本は欧米、とりわけアメリカから多大な影響を受けつつ、完全なアメリカ化は免れてきた。車や家電製品といった文明の利器についても、そのほとんどを国内向けにアレンジして独自の製品を生み出してきた。そうした技術に長けたトヨタやソニーは、世界でもトップクラスの企業にのし上がった。

文化についても同様である。日本は知られるとおり翻訳大国で、精神分析家ラカンが「彼らは何でも翻訳してしまう」とあきれたように、少しでも評判になった書物はすぐに邦訳が出版される。トマ・ピケティの『21世紀の資本』（みすず書房）がそうだったように、時としてそれはベストセラーになったりもする。しかし、われわれはそうした書物の内容を、決してありのままには受け入れない。必ず独自解釈を加え、多くの解説本が書かれ、わずかな痕跡を残して忘れられてしまう。

しかし芥川が小説のかたちで指摘したように、もっともはなはだしきは宗教だろう。日本人はしばしば無宗教といわれるが、そうではない。そう指摘したのはイザヤ・ベンダサンこと山本七平である。彼によれば、日本人はことごとく「日本教」の信者だ。

「日本教という宗教は厳として存在する。これは世界で最も強固な宗教である。というのは、その信徒自身すら自覚しえぬまでに完全に浸透しきっているからである」「日本教徒を他宗教に改宗さすことが可能だなどと考える人間がいたら、まさに正気の沙汰ではない」「宣教師はよく日本人は無宗教だというし、日本人もそういう。無宗教人などという人種は純粋培養でもしなければ出来ない相談だし、本当に無宗教なら、どの宗教にもすぐ染まるはずで

ある」（『日本人とユダヤ人』角川ソフィア文庫）。

日本人は無宗教とする根拠として、神式で結婚式を挙げた人が身内の葬式は仏教式で執り行なったり、クリスマスを祝った数日後には神社に初詣に出かける、といった無節操さがしばしば引き合いに出される。これも山本七平によれば、日本人は宗教ではなく、その場の空気を信仰しているためだ。いや、もっといえば「日本教」の中心にあるのは「神」ではなく「人間」であるためだ。

パソコンの比喩でいえば、日本人の基本ＯＳはすべて「日本教」であり、場当たり的にさまざまな宗教行事に参加できるのは、どんな宗教もこの基本ＯＳ上で作動するアプリケーションでしかないからだ。それゆえ、それほど厳格な信仰態度を要求しないタイプの仏教や神道のメモリ占有率が高く、より本質的な信仰心を要求するキリスト教やイスラム教はほとんど普及しないのである。

「表層VS深層」ではなく「形態VS構造」と捉えよ

これまで述べてきたことのなかに、日本文化の「変わりやすさ」と「変わらなさ」の両立がはっきりと見てとれる。とりわけ宗教観のありようからうかがえるように、きわめて流動的で移ろいやすい「表層」と、きわめて堅牢で変化しにくい「深層」という二重構造がまず考えられる。

実際、日本人はあらゆる外来文化をまず表層で受け止め、その影響を柔軟に吸収しながら、表層を次々と変化させていく。しかし、あまりに受容的かつ柔軟な「表層」は、外来文化から「深層」を守るためのバリアーとしても機能するのだ。こうして「（表層が）変われば変わるほど（深層は）変わらない」というかたちで、日本文化の同一性は維持されていく。

この問題に関連して柄谷行人《からたにこうじん》氏は、日本語のエクリチュール における、仮名漢字二重表記に注目している（『日本精神分析』講談社学術文庫）。かな・カタカナ・漢字という三種の文字を使って語の出自を区別する日本語は、あらゆる外来観念を雑居的に受け入れつつ、あくまで外部のものに留《とど》めておくシステムであると見なされる。日常会話における横文字の氾濫《はんらん》を嘆く声はいつの時代もあったが、それは決して日本語の衰退にはつながらない。日本人は外来語をカタカナ表記することで、発音を加工して日本語化しつつ、外来語としての出自はいつまでも残しておく。このため外来語はいつまでも外来語として位置付けられ、日本語と交わることがない。もちろん漢字にも、ある程度はそうした機能が残されている。

柄谷氏によれば、こうした構図は、なぜ天皇制が温存されたのか、という議論にも通ずるのだが、この問題についてはまた別の機会に述べることとする。ともあれ、日本文化そのものに自己保存的な二重構造があるという発想は、「ヤンキー文化」や「健康生成」を考えるうえでも、大きなヒントを与えてくれるだろう。

ここで、この「表層—深層」をめぐる議論に私なりのアイディアを付け加えておこう。私はこうした区別を「表層 VS 深層」ではなく、「形態 VS 構造」として考えるほうが射程が深くなると考えている（『世界が土曜の夜の夢なら』）。

「構造と形態は同じではないか？」という疑問もあろうが、この点については、イヌの品種の多様性や、位相幾何学（トポロジー）の例で説明することができる。

イヌの品種はじつに多様だ。ボルゾイとプードルとでは、身体の大きさも形態も別の生物といいたくなるほど異なっている。にもかかわらず、生物学的には、いずれもイヌという同一種の構造をもっている。その一方で、ハイイロオオカミと秋田犬とは、形態的には近く見えるが、両者のあいだには決定的な「構造（種）の違い」がある。あるいはコーヒーカップとドーナツの比較を考えてみよう。これも見かけ上の形態はまったく異なるが、トポロジー的には同一とされる。つまり、形態と構造はこのような関係にある。

そのうえで私が主張したいのは、日本文化の自己保存性を考えるなら、変化する表層と不変の深層という対比よりは、形態の流動性と、構造の同一性という対比で考えるほうが、汎用性が高いのではないか、ということだ。

例としては、テレビのようなメディアがまず考えられる。通常は番組内容が表層的で、それを映し出すハードウェア（受像機）が深層的と考えられるだろう。しかし実際には、この三十年間で激しく変化したのはハードウェアのかたちや性能のほうだ。ブラウン管はほぼ消滅し、いまや薄型液晶テレビの独擅場《どくせんじょう》である。しかし、そこに映し出される「表層」としてのバラエティーやワイドショーは、驚くほど変わっていない。関心の対象が芸能界やスポーツ優位であるということも含めて。

表層 VS 深層という対立からは逆説的に見えるこの状況も、テレビメディアの形態（受像機）VS 構造（番組）という対立で考えるなら、矛盾は生じない。さらにいえば、形態と構造の対立は、事後的にも設定しやすい。

ヤンキー文化についても、同様のことが指摘できる。ヤンキー文化の「表層」に当たるのは、そのバッドセンスの部分、つまりリーゼントや特攻服、ジャージやゴールドのネックレスなどが該当するだろう。一方、「深層」に当たるのは、その不良性や暴走行為を含む逸脱行動となるだろうか。しかし実際には、後者の「深層」は一九八〇年代以降、急速に様変わりしていった。

非行少年は激減し、青少年の凶悪犯罪率は戦後最低水準を維持している。暴走族は絶滅の危機に瀕しており、たまに見かける暴走軍団は、いまや中高年で構成された「旧車会」だったりする。つまりヤンキー文化についていえば、本質的・深層的な意味での「非行」が希薄化したのだが、表層的なバッドセンスの部分は生き延びた。ここから導かれる結論は、ヤンキー文化においては「非行」の部分がじつは「形態」に当たり、バッドセンスこそが「構造」を成していた、というものである。

本来、非行少年の文化と思われていたヤンキー文化は、かくして形態を大きく変えつつもその構造は生き延びた。むしろ形態を適応的に激変させてきたからこそ、その構造を温存できたとすら考えられる。ここにヤンキー文化のレジリエンスがある、とはいえないだろうか。これはまた、レジリエンス一般を考える際に、変化する「形態」と変化しない「構造」、という対比として理解しうる可能性を示唆するものでもある。

第十八章

レジリエントなシステム・三つの特徴

「冗長性」「多様性」「適応性」という三要素

以前にも述べたように、レジリエンスという言葉は、精神医学に限らず多くのジャンルで用いられている。本書では、これまで基本的に個人の心理的レジリエンスについて集中的に論じてきたが、実際にはさまざまなジャンルでこの概念が応用されはじめている。心理学や医学以外の分野では、やはり防災や都市計画が筆頭だろうか。ほかにも情報、金融、建築、生態系といった分野で使用されることが多いようだ。

統計数理研究所の丸山宏氏によれば、レジリエンスとは「さまざまなシステムに何らかの『擾乱《じょうらん》』が起こった時、壊れにくく(Resistance)、また万が一壊れた後に素早く回復できる(Recovery)性質」とされている(「科学として『想定外』にどう対応するか?」[3])。丸山氏は領域を越えてレジリエンスの知識を体系化・定量化しようと試みているが、彼らの仮説は「レジリエンスはシステムレベルの性質である」というものだ(「システムズ・レジリエンス」[4])。

レジリエントなシステムは、システムを構成する個々の要素がその機能を失ったり消滅したりしても、システムとしての同一性を維持し、その機能を何らかのかたちで回復させていく特性をもっている。さらに生態系や社会は、複数のシステムが有機的に結合した「システム・オブ・システムズ」を構成していることが多い。システム同士が支え合うことで、さらに全体のレジリエンスが向上するというわけだ。

さらりと書かれているが、私にはこの「同一性を維持」というくだりが、かなり重要なポイントであるように思われる。あとでも触れるが、たとえば「インターネットのレジリエンス」というテーマを考える際に、私はむしろ「インターネットに個体と同じような『同一性』があるのだろうか」という点が気になってしまうからだ。見方にもよるが、インターネットは多様な「同一性」を包摂する器であり、インフラであるという考え方も不可能ではない。この点は、のちほど再検討しよう。

丸山氏が提唱する領域横断的に共通するレジリエンス戦略は、三つの要素から成っている。すなわち「冗長性」「多様性」「適応性」である。以下、順を追って説明してみよう。

まず「冗長性」である。これは言い換えれば「あそび」「スペア」「保険」の部分といってもよい。もっともシンプルなレジリエンス戦略で、どの領域でも共通して見られるという。

よく知られた例はＤＮＡだろう。たとえば大腸菌にはおよそ四三〇〇の遺伝子があるが、そのうち約四〇〇〇の遺伝子の機能をノックアウトしても、大腸菌は繁殖を続ける。失われた遺伝子の機能を他の遺伝子が肩代わりしたり、本来とは別の経路でタンパク質が合成されたりするためである。

人間の脳についてもしばしば「本来の機能の一〇%しか使われていない」などといわれるが、これはまったくの俗説にすぎない。ただ、千数百億個ともいわれる脳細胞すべてが常時フル稼働ということは、たんに無意味かつ無駄である。ただし脳そのものは、一部の機能を失っても他の部分である程度は代償できる程度に「可塑性《かそせい》」が高い臓器であり、その意味では冗長性が高く、レジリエントなシステムであるといえる。

工学システムにおいても冗長な構成をもたせることで信頼性を高めることが普通に行なわれる。早い話が、私たちが日常的にスマートフォンやPCデータのバックアップをとることも冗長性の確保である。また信頼性の高いストレージ・システムはディスク装置を冗長に構成している。もっといえば、インターネットそのものがきわめて高い冗長性によって破綻しにくいシステムを構成しているとも考えられる。

防災という点からいえば、阪神・淡路大震災では神戸―大阪間を結ぶ路線がJRと私鉄を合わせて三本あったことが役立った、との中井久夫氏の指摘もある。もちろんどの路線も被災したのだが、被災箇所が異なっていたので、無傷な路線をうまく乗り継いでいけば早い段階から移動が可能だったというのだ。

通信システムにしても、個人間の連絡には電話しかなかった昔とは異なり、いまはメールやさまざまなSNS（ソーシャル・ネットワーキング・サービス）がある。若者を中心に普及したLINEというサービスは、東日本大震災を契機に広く普及したものだ。複数の通信サービスという冗長性が、回線のパンクを防ぎ、被災直後でもスムーズな連絡を可能にしている。

「多様性」の担保が危機的状況の「同期」を防ぐ

次いで「多様性」について見てみよう。

端的な例としては「生物多様性」がある。種《しゅ》が多様であることにより、過酷な環境の変化においても、その一部は新しい環境に適応できる可能性が高まり、生命全体が絶滅することは免れる。

コンピュータ制御で操縦されるボーイング777には三台のコンピュータ・システムが搭載されているが、三台とも異なるメーカーのハードウェアと異なるオペレーティング・システムで構成されているという。これなどは冗長性と多様性の組み合わせでもある。同じＯＳだとウィルス感染時などにバックアップごとデータが破壊されかねないが、多様性はその予防たりうる。

人間の免疫系にもこうした多様性がある。病原体の多様性に対応する免疫系には三通りあって、一つ目はＢ細胞が産生する抗体であり、これが病原体に目印を付ける。二つ目はＴ細胞受容体で、抗原提示細胞（樹状細胞、マクロファージ、Ｂ細胞）が示す抗原ペプチドを認識する。三つ目は主要組織適合性抗原（ＭＨＣ）であり、これは抗原ペプチドをＴ細胞に提示する。やや専門的でわかりにくいと思うが、要は危機対応のシステムがボーイング７７７と同様に複数あるというわけだ。

見てきたように多様性とは、危機的状況が「同期」してしまうことを防ぐ。たんに冗長で複雑なだけのシステムは、何らかの理由で作動が「同期」しはじめると、一気にシステムダウンの危機が高まる。てんかんの発作も、シナプスの放電が過剰に同期した状態とされる。こうした同期の危険を避けるためにも、異なったロジックで作動する複数のシステムのもとで冗長性を確保するのが望ましい。

ほかにも丸山氏は、森林火災の例を挙げている。小規模の山火事はすぐに消さないほうが

いい。なぜなら、すべての火災をただちに消していくと、森林全体が同時に老いてきて乾燥し、いつの日か大規模で破滅的な火災を引き起こす危険が増すからである。樹木の年齢の多様性をもつことが、森林のレジリエンスにつながるのだ。

三番目の「適応性」とは、環境の変化に対してシステムが適応する能力であり、環境の変化の速度に対する相対的な概念である。

もっとも単純な適応性の例としては「フィードバック」が挙げられる。

これは簡単にいえば、あるシステムの出力結果を入力側に戻してやることで、作動の安定を図ることだ。わかりやすい例としては室温調節がある。クーラーならば室温が下がりすぎれば、その情報が入力側に戻されて作動が弱められる。人体でいえばホルモンの調節が典型的だ。フィードバックには「正のフィードバック」と「負のフィードバック」があるが、たとえば出産時に分泌されるオキシトシンというホルモンは、子宮筋が収縮するとその刺激を受けてさらに分泌が促進される。これが「正のフィードバック」だ。

しかし一般には、ホルモン分泌は「負のフィードバック」によって調節されることが多い。つまり血液中のホルモン濃度が高まると、その情報が中枢に伝えられて、そのホルモン分泌が抑制される。これによってホルモン濃度が一定になるように調節されるわけである。

身体の「適応性」ということについては、もちろんフィードバックに限らない。このところ精神医学で注目されている概念に、脳の「デフォルト・モード・ネットワーク（ＤＭＮ）」というものがある。これは簡単にいえば、思考したり運動しているときではなく、何もしていない安静状態で活性化される脳内のネットワークである。これは複数の脳領域から構成されており、脳内のさまざまな神経活動を同調させる働きがある。

アイドリングしている自動車や、パソコンのスリープモードをイメージしてもらえればいいだろう。必要に応じてすぐに活性化できるような、一種の活動準備状態である。こうした脳の「基底状態」を維持するために必要となるエネルギーは、通常の脳活動に使われるエネルギーの二〇倍にも達するという（マーカス・Ｅ・レイクル「浮かび上がる脳の陰の活動」『日経サイエンス』二〇一〇年六月号）。こうしたＤＭＮの機能は、「冗長性」と「適応性」の組み合わせと考えることもできる。

しかし「適応性」の究極の例は「進化」だろう。もちろん進化だけでは、環境の急速な変化に対応はできないが、一つの生物種のなかにも突然変異などによって多様なバリエーションが用意されていれば、環境変化に対応できる変種が生き残る。進化とは、そうした変異の蓄積によって起こるとされる。

インターネットは極めて「冗長性」の高いシステム

以上に述べてきたことは、レジリエンスの理解としてはごく一般的なものといえるだろう。しかし、繰り返すがレジリエンスの概念は、論者あるいは分野ごとにかなり幅がある。

たとえば先ほど強調した「冗長性」についても、否定的な見解がある。

先にも紹介したアンドリュー・ゾッリ、アン・マリー・ヒーリー著『レジリエンス 復活力』は、インターネットや金融システム、あるいは電力のスマートグリッドなどを例にとり、システムのレジリエンスについて、さまざまに興味深い素材を提供してくれる。同書では先に述べた三要素のうち、多様性と適応性については肯定しつつ、冗長性については否定的な評価をしている。

その当否はともかく、そこで述べられている「頑強だが脆弱（robust-yet-fragile＝ＲＹＦ）」という概念は、なかなか興味深いものがある。頑強性はレジリエンスとは直接に関係がない。たとえばピラミッドは非常に頑強だが、もし破壊されたら自力では元に戻れないように。原発の構造も非常に頑強につくられていることは疑いえないが、津波という予想外の災害にはきわめて脆弱だった。

RYFの典型として例示されるのは、インターネットだ。知られるとおりインターネットは、主に軍事的な目的で一九六〇年代にアメリカで開発された。ソ連のミサイル攻撃を受けても通信系統が壊滅しないような、中枢をもたず、きわめて冗長性が高いネットワーク・システムを構築したのである。

ネット上を飛び交うテキストや画像などのあらゆるデータはパケット化され、複数のアクセスポイントと冗長的に接続されたルーターのネットワークに送り込まれる。この分散的なルーティング・システムがインターネットの頑強性をもたらした。仮にネットワーク上のハードウェアが無作為に破壊されたとしても、この冗長性のおかげでネットワーク全体にはほとんどダメージはない。もちろん情報が失われることもない。

ネットに接続する人口が増加し、新たなサービスが構築されるとともに、インターネットはますます拡大し、成長しつづける。見方によっては、これほどレジリエントなシステムは他に例がないようにも思えるほどだ。

しかし著者らは、こうしたネットにも弱点があるという。ハードウェアの破壊には強いが、「ネットワークのオープンな構造につけ込み、不要な情報を大量に流すという行為には対処しきれない」。スパムやウィルス、ボットネットなどがネットワークに大量のデータを流し込んで負荷をかけると、そのシステムは機能停止に陥る可能性がある。ウィキリークスやアノニマスといったハッカー集団の起こしたサイバーテロを想起してみよ、というわけだ。

一見、説得力のある指摘だが、よく考えてみるとどこかおかしい。ここでインターネットの弱点とされているのは、その「オープンさ」のほうであって、冗長性の問題ではない。あまつさえ著者らはアノニマスという集団についてレジリエンスが高いと評価している。インターネットそのもののレジリエンスが低いのであれば、そのインフラなしでは活動できないアノニマスのレジリエンスがそれ以上に高いという指摘には矛盾があるのではないか。

加えて、ウィキリークスもアノニマスも、インターネットという環境のなかで起こった事件ではあるが、ネット環境そのものに破壊的な影響があったわけではない。これらの事件を例にとって、インターネットこそがＲＹＦの典型である、と決め付けるのは、いささか無理があるだろう。

ここで、先ほど述べた問題が再登場する。インターネットはいわば「環境」としてのインフラであり、それ自体のレジリエンスを評価する意味はあまりない。レジリエンスを評価する意味があるのは、あくまでもネット上に構築されたローカルな個々のネットワークについてのみ、ということではないか。

このあと、金融工学に生態学を応用、といった話が続くのだが、こちらは論旨がいたく錯綜していて、結論がはっきりしない。それ以前に私は、金融システムと生態系システムには作動原理に根本的な相違があると考えている。生態系システムを駆動するのは基本的に食欲や性欲といった本能、言い換えるなら満足可能な欲求だ。早い話が、動物の個体が年間当たり必要とする餌の量には上限がある。それゆえ「自然の摂理」に任せても、安定的な平衡点に到達することが可能だ。

しかし金融システムを駆動するのは、決して満たされることのない人間（ホモ・エコノミクス）の欲望である。一人の人間が必要とするマネーには「上限」というものが存在しない。ほとんどの人が「身の丈」以上の利潤を求めるという前提が経済学の基本原理だろう。もはや「神の見えざる手」のみで現代の市場が均衡点に到達できると考えるほど、ナイーブな楽観主義者はいないはずだ。一方、何らかの人為が加わらないかぎり、自然界にはハイパーインフレーションもバブル経済も生じない。それゆえ自然界のレジリエンスを経済界に導入することは、完全に無意味とはいえないまでも、あくまで部分的なヒントに留まるということになるだろう。

るための「冗長性」と「多様性」を支えるものが「個人の死」ということになる。ここからさらに敷衍《ふえん》するならば、個体と集団のレジリエンスは、逆相関とはいわないまでも、必ずしも両立し難いということになるだろう。

これはある意味、自然なことで、もしレジリエンスの高いシステムが「変化しつつ同一性を維持」しようとすれば、そのシステムを構成する要素の一部あるいは大部分を犠牲にせざるをえなくなる。これは個人にとっても同じことだ。個人の身体的なレジリエンスの背景には、膨大な細胞レベルの死が潜んでいる。これをアポトーシス（apoptosis）という。多細胞生物の身体を構成する細胞には、個体をよりよい状態に保つために細胞死がプログラムされている。少なくとも身体レベルでは、変化にはこうした「犠牲」が伴うものなのだ。

ここまでの議論から導かれるのは、レジリエンスを考える際には、それがどのレベルのものかをつねに意識する必要がある、ということだ。細胞のレジリエンス、個人のレジリエンス、集団のレジリエンス、それぞれの階層ごとに、レジリエンスの構成要素が異なるであろうことは想像に難くない。

さらにいえば、ここで述べたうち「細胞のレジリエンス」を考えることは、じつはあまり意味がない。なぜなら細胞は基本的に匿名で取り替えのきく存在と見なされるからだ。レジリエンスが意味をもつのは原則として、それが何であれ、固有の同一性を期待される存在ということになる。インターネットのレジリエンスを問題にしにくいのはこのためもある。ネットは同一性を位置付けるための座標のような存在だからだ。それゆえ、どうしてもインターネットのレジリエンスを問題にしたければ、この「地球のインターネット」を他の惑星のネットと比較する、といった空想的な設定を考えなければならなくなる。

以上の議論をいったんここで整理しておこう。

▽レジリエンスとは、基本的にシステムの特性という理解が前提となる。
▽その限りにおいては、個人もシステムである。
▽レジリエンスが問題となるシステムとは、固有性と同一性が備わったシステムである。
▽システムは階層的であり、あるシステムとそれを構成する下位システムのレジリエンスは必ずしも一致しない。
▽下位システムの固有性や同一性を無視することで、上位システムのレジリエンスを問題にすることが可能になる。

ここで問題となるのは、下位のシステムがつねに上位のシステムに従属するとは限らない点だ。ある突出してレジリエンスの高い個人のため、上位システムであるはずの組織全体が犠牲になるなどは珍しいことではない。第七章で詳しく述べるが、ノモンハン事件の辻政《つじまさ》信《のぶ》、インパール作戦の牟田口廉也《むたぐちれんや》などがそうした事例である。もちろん彼らが無能な指揮官であったがゆえに、そうした事態が起こりえた。どんなにレジリエントな組織をつくっても、トップに立つ個人の資質いかんで組織はあっさりと不安定化する。このあたりに人間個人、あるいは人間がつくる組織のレジリエンスについて検討することの難しさがある。

---

［3］ http://rc.rois.ac.jp/article/research/201404_1.html
［4］ http://www.rois.ac.jp/tric/sympo/2012/pdf/s4_maruyama.pdf

第七章

『失敗の本質』に学ぶレジリエントな組織

アクセルロッドの「おうむ返し戦略」とは

前章では、レジリエントなシステムの特徴について駆け足で解説した。本章では、コミュニティと組織に焦点化してみたい。

前章でも引用した『レジリエンス 復活力』には、コミュニティについて扱った章がある。まずはその記述に基づいて、検討を進めよう。

この本の「協力と信頼はいかに生まれるか」の章では、互恵的利他主義の問題が扱われている。例示されるのはホルモンのオキシトシンの実験であるとか、この世界では著名な研究、ロバート・アクセルロッドの「おうむ返し戦略」などである。

このうちアクセルロッドの「おうむ返し戦略」は、組織論やあとで述べるポジティブ心理学にも関わってくる重要な問題なので、ここで簡単に解説しておこう。

アメリカの政治学者、アクセルロッドは、ゲーム理論における「囚人のジレンマ」に興味をもっていた。ダーウィンの進化論では説明できない生物の協調的行動を理解する鍵がそこにある、と考えたからだ。詳細は省くが、「囚人のジレンマ」とは、囚人AとBが、協調と裏切りのいずれが得になるかを互いに憶測し合うゲームである。アクセルロッドはゲーム理論の専門家に呼びかけ、コンピュータ同士の対戦というモデルを用いて、さまざまな戦略を検討した。提案された戦略には、「オール裏切り」「デタラメ」「堪忍袋」(二回裏切られたら一回仕返しする)などがあったが、意外にも優勝したのは、トロント大学のラポポート教授によるもっとも単純な戦略だった。

それは「おうむ返し戦略」(一般には「しっぺ返し戦略」と呼ばれるが、この訳のほうがわかりやすいのでこちらを採る)と呼ばれるもので、次のようなものである。

1. まず初回は協調する。
2. 次に初回に相手がとった行動をとる。つまり相手が裏切ったらこちらも裏切る。
3. 相手が反省して協調してきたら直ちに許す。

実験が行なわれたのは一九七〇年代だったが、いくらコンピュータ黎明期《れいめいき》とはいえ、このプログラムは単純すぎる。しかし大規模な追試を行なってみても、「おうむ返し戦略」は、それよりもはるかに技巧を凝らした複雑な戦略プログラムをことごとく退け、勝ち残った。

この戦略の強みの一つは、自分からは決して相手を裏切らない上品さにあるとされる。つまり長期的な視野に立つとき、競争原理が優位であるはずの進化においても、上品な協調的行動が安定した戦略となることが実証されたのだ。

同書によれば、その後、この戦略にはヒューマンエラーを考慮するなどの修正が加えられて、「二分の一おうむ返し戦略」（二回続けて裏切られたら報復するというやや寛大な戦略）が最強であるとされている。生存原理においては、協調行動、共生戦略、そして寛大さがもっともタフであることが示唆されたのだ。

「弱いきずな」が地域のレジリエンスを高める

同書からもう二点、レジリエンスの高いコミュニティの特性を引用しておこう。

二〇一〇年一月十二日（ハイチ時間）、ハイチ共和国の首都ポルトープランス近くで大地震が発生したことは記憶に新しい。最貧国の一つであるハイチのインフラは甚大なダメージを受け、死者三一万六〇〇〇人、負傷者三〇万人という大惨事となった。このとき被災者の支援にSMS（ショート・メッセージ・サービス）を駆使して貢献したグループが存在した。アメリカ・ボストンにあるタフツ大学の大学院生、パトリック・メイヤーを中心とするグループは、被災者の情報共有のために、すべての通信をSMSコードの4636番に集約したのである。このシステムは震災発生後わずか数日間で導入され、稼働を開始した。

ラジオ局がいっせいにこの番号を報じ、被災者は携帯電話のSMSを用いてテキストメッセージを送信した。ハイチ・クレオール語のメッセージはボランティアが英語に翻訳し、メッセージと位置情報が地図に書き込まれていった。マッピングの結果は救援隊に伝えられ、派遣すべき地域の決定に大きく影響した。救援活動が一段落したあとは、食料や水、医療などを提供するサービスにこの情報は役立てられた。

ミッション4636がどれほどの命を救ったか、公式の数字はない。扱ったメッセージの総数は一〇万通を超えており、多くの人が救われたことは間違いないだろう。その翌年に東日本大震災を経験したわれわれも、こうした情報ネットワークの利用については学ぶべきものが少なくない。

この活動の成功を裏付けたのが、「弱いきずな」の活用である。

社会ネットワーク理論によれば、ネットワークには「弱いきずな」と「強いきずな」がある。前者は仕事上の知人、友人の友人といった距離のある関係、後者は友人や家族との親密な関係を指す。近年、「弱いきずな」の重要性が注目を集めている。たとえばスタンフォード大学の社会学者マーク・S・グラノヴェッターは、多くの転職希望者への聞き取り調査から、大半の人が弱いきずなを介して仕事を見つけていることを見出した。日本では「希望学プロジェクト」で知られる経済学者、玄田有史《げんだゆうじ》が、やはり就職活動における「ウィークタイズ」の大切さを強調している。哲学者・東浩紀《あずまひろき》の著書『弱いつながり』(幻冬舎)も、こうした発想の延長線上にある。

しかし何といっても、「弱いきずな」が大きく注目されたのは、二〇〇五年に出版されたマーク・ブキャナン『複雑な世界、単純な法則』(草思社)がきっかけであっただろう。

同書で話題を呼んだのは、個人が「知り合いの知り合い」を辿っていって世界中の六〇億の人間に到達するためには、最大でも六人を介するだけで足りる、という指摘だった。これを「六次の隔たり」という。これがいわゆる「世間は狭い」という実感の正体である。

これを証明したのは、一九六〇年代に心理学者スタンレー・ミルグラムが行なったある社会実験である。アメリカのカンザス州とネブラスカ州の住民から何人かをランダムに選び、彼らに送り付けた手紙をボストンにいる「株仲買人の友人」に転送してくれるように頼んだ。ただし転送する相手には、その人の個人的知り合いで、株仲買人と縁のありそうな人を選ぶように条件を付けた。結果は信じ難いものだった。二六・二五％の手紙が速やかにボストンの友人に届けられ、転送回数もわずか六回前後だったというのだ。

そう、世界は狭い。しかしそれは、われわれが「弱いきずな」を介してつながっていればこそだ。たとえば噂なども、こうしたネットワークを介して速やかに広がる。容易に想像がつくように、ネット社会はさらに〝小さい〟。ネットには「約四次の隔たり」しかない。このためにこそ、急速な情報伝達が可能となるのだ。そこには先ほど就活の例で示したように、好ましい側面もある。しかしその一方で、金持ちがますます金持ちになるような「富の一極集中」も、この構造によってもたらされる。

こうした構造は、なにも人の社会だけに限らない。脳細胞から河川のネットワーク、伝染病といった自然界のネットワークとも共通性がある。最近話題のディープ・ラーニングを応用したAI（人工知能）も、ニューロンのネットワーク構造をシミュレートしているわけで、AIの分野でも応用の利きそうなアイディアではある。

「弱いきずな」の効用は就活ばかりではない。徳島県旧・海部町《かいふちょう》は、日本でもっとも自殺の少ない自治体として知られている。この町のコミュニティ特性について岡檀《おかまゆみ》氏らが調査を行なったところ、いくつかの興味深い特徴が明らかになった（岡檀『生き心地の良い町』講談社)。その一つに「きずなが弱い」というものがあった。

この結果を意外に感ずる人もいるだろう。地域のきずなが強いほうが、自殺予防には有効ではないのか、と。しかしきずなは束縛でもある。束縛が強すぎると、必要なときに援助を求めることに抵抗感が生ずる場合もある。その意味で、きずながゆるい地域のほうが「生きやすい」と感ずる人も少なくないだろう。これなど、「弱いきずな」が地域コミュニティのレジリエンスを高めている実例とも考えられるのである。

史上稀に見る人災を引き起こしたBP社

さて、成功事例ばかりではレジリエンスのもう一つの重要な側面が見えてこない。次は、失敗事例から学ぶことも考えてみよう。

引き続き『レジリエンス 復活力』からの引用を続ける。

ハイチ大地震と同じ二〇一〇年、メキシコ湾で史上稀に見る人災が発生した。BP(ブリティッシュ・ペトロリアム)社の石油採掘施設「ディープウォーター・ホライズン」が爆発炎上し、大量の原油がメキシコ湾に流出したのだ。

事故の詳細はここでは省略する。「Wikipedia」によれば「(二〇一〇年)七月十六日までの原油流出量は約七八万キロリットル」「被害規模は数百億USドル」と推計されている。じつはBP社はそれまでも数年に一度、深刻な事故を繰り返していた。その原因はBP社の企業文化にあった。

事故の制裁措置や賠償金は、BP社にとっては「必要経費」に位置付けられていた。その一方で基本的な作業を省略し、コスト削減に励んでいた。現場の作業員からの不安や安全性に関する疑問はことごとく無視された。「支配的な見解や価値観を支持すれば報酬と昇進が手に入るが、異なる立場を主張すれば、組織ぐるみで攻撃され、追いはらわれる」(前掲書)。こうした姿勢が異論を受け付けず、近視眼的で硬直した組織をもたらしたのだ。

こうした組織の硬直を防ぐため、アメリカ軍では独特の対策をとっている。

プロの懐疑派集団を養成し、配備するのだ。その養成に当たるのが、レッドチーム大学である。彼らの役割は、軍の組織的な方針に対して、メタポジションから批評的に見ることだ。

指揮官の立てた戦略に対して、時には疑問や異論を投げかける役割である。すなわち「敬意を払いながら疑問を投げかけ、相手を支援するために異議を唱えることで多様性のウォームゾーンを保ち、……いたるところに存在するリスク・ホメオスタシスや集団思考、確証バイアス（引用者注：いずれも適切な認識を歪《ゆが》める傾向を指す）といった危険にも立ち向かうことである。

この集団の目的は、軍隊においてレジリエントな組織文化を定着させることだ。そのためには、「多様性と構成員の違いを受け入れることを基礎とし、ときおり浮上する意見の対立には寛容」でなければならない。ただしこれは、多様であればあるほどよい、という意味ではない。価値観や最終目標などにあまりに差がありすぎては組織のまとまりを維持できないからだ。先ほど引用した言葉「多様性のウォームゾーン」とは、言い換えるなら「ほどよい多様性」ということになる。

なぜ日本軍はレジリエントたりえなかったか

さて、軍隊組織といえば、日本にもかつて（いまも？）軍隊が存在した。しかし残念ながら、その組織文化は、お世辞にも褒められたものではなかった。この点を科学的な冷徹さで指摘し尽くしたのが、あの古典的名著『失敗の本質 日本軍の組織論的研究』（戸部良一、寺本義也、鎌田伸一、杉之尾孝生、村井友秀、野中郁次郎著／中公文庫）である。

本書の執筆に際して、あらためて同書を読み直してみて、これはまさに「レジリエントな組織文化」について反面教師的に記した本ではないかとの感を新たにした。よってここからは、『失敗の本質』に基づきながら、なぜ日本軍はレジリエントたりえなかったかについて検討してみたい。

この本では、太平洋戦争における六つの失敗事例が検討されている。すなわち「①ノモンハン事件：一九三九年五〜九月（旧満洲、ソビエト国境）」「②ミッドウエー作戦：一九四二年六月（東太平洋）」「③ガダルカナル作戦：一九四二年八月〜四三年二月（南太平洋ソロモン諸島）」「④インパール作戦：一九四四年三月（東部インド）」「⑤レイテ海戦：一九四四年十月（フィリピン）」「⑥沖縄戦：一九四五年四〜六月」である。

ただし、失敗のありようには共通要素も多く、すべてについて触れる紙幅はないため、ここでは③ガダルカナル作戦、④インパール作戦の二事例についてのみ触れることにする。いずれも膨大な犠牲者を生んだ無残なまでの失敗事例であり、日本軍の組織的欠陥がもっとも際立ったかたちで現れているためだ。

まずはガダルカナル作戦である。

この作戦は、大東亜戦争の陸戦のターニングポイントとされる。日本の陸軍が陸戦で初めてアメリカに負けたのがガダルカナルだった。二万人以上の死者を出した日本軍に対して、米軍の戦死者は一〇〇〇人程度という圧倒的な負け戦となった。

敗因としては、情報の貧困と戦力の逐次投入、さらに米軍の水陸両用作戦に対処しえなかったためとされる。日本の陸軍と海軍の仲の悪さは有名だが、この期に及んでも協力態勢がとれずバラバラのままだった。帝国陸軍の誇る、白刃《はくじん》のもとに全軍突撃を敢行する戦術は、日清・日露戦争当時は有効だったかもしれないが、ガダルカナルではまったく通用しなかった。しかし、失敗経験を戦術の策定にフィードバックさせる回路をもたない陸軍は、無謀にも突撃による奇襲作戦を繰り返して多くの犠牲者を出したのである。

敗因はほかにもある。「戦略的グランド・デザイン（基本戦略）の欠如」だ。米軍はガダルカナル攻略を日本本土直撃への一里塚と明確に位置付けていた。しかし日本軍にはそうした基本戦略が欠けており、このためもあって陸・海・空統合作戦がなされなかった。

ガダルカナルに限った話ではないが、作戦司令部は兵站《へいたん》を無視し、情報力を軽視し、科学的思考をとらなかった。硬直的・官僚的思考体質により第一線からのフィードバックは完全に無視された。

以下は『失敗の本質』の記述ではないが、ガダルカナルでの犠牲者は、七割以上が餓死かマラリアなどによる病死であったとされる。その原因は先にも述べた兵站軽視に加え、大本営がなかなか失敗を受け入れず、撤退の時期が遅れたこと、日本軍全体の体質として生命軽視の考え（生きて虜囚《りょしゅう》の辱めを受けずｅｔｃ.）が浸透していたこと、このため傷病兵への医療やケアもきわめて貧弱だったことなどが挙げられる。

次いでインパール作戦である。大東亜戦争中でもその無意味さではガダルカナルと一、二を争うほどの作戦として知られる。まったく戦略的合理性を欠いたこの作戦が、当初から多くの反対があったにもかかわらず、なぜ実施されるに至ったのか。

最大の問題は、陸軍が官僚主義に徹しきれず、牟田口廉也という史上稀に見る一人の愚将の突出を許してしまうような脆弱性をもっていたためと考えられる。この作戦は、舞台が険しい山岳地帯であり、補給がきわめて困難なため、反対意見が圧倒的多数だったにもかかわらず、軍上層部はあえて実施を決定した。その結果は、ガダルカナルと同様に凄惨を極めることになった。

案の定、補給切れに陥った日本軍は、武器弾薬はおろか食料もろくにない状態で、雨季のジャングルで飢えと疾病に苦しめられていた。このままでは全滅の恐れがあるとして、佐藤幸徳《こうとく》師団長は指示に逆らって全部隊を撤退させた。牟田口は兵士たちがばたばたと倒れていく最中にも、現地につくらせた神社で奇声を挙げつつ水垢離《みずごり》をしていた。彼の上司は結果的に、牟田口の無茶な言い分を諫《いさ》めもせず、作戦の中止も勧めなかった。こうして七万人以上の将兵が、飢えと病で死亡したのである。

本作戦の失敗は、次のように整理されている。

戦術としては戦略的急襲にすべてを賭け、コンティンジェンシー・プラン（失敗したらどうするか）が欠けていた。失敗を想定すること自体が「必勝の信念」を鈍らせるものとして退けられた。しかし失敗を想定しなかったからこそ、補給が途絶えてしまい、それでも計画変更も中止もできずに、いたずらに犠牲者を増やした。先入観が強すぎたため、組織としての学習も起こらなかった。

牟田口が重用された背景には、「人情」という名の人間関係重視、組織内融和の優先があった。こうした要素は本来、軍隊のような官僚制組織の硬直化を防ぐ結果になりそうなものだが、完全に逆効果となった。こうした情緒主義ゆえに「信賞必罰」の原則が守られず、インパール作戦後の牟田口はいったん予備役に退いたものの、のちに陸軍予科士官学校校長に任命されている。

「自己革新組織」を見事に体現したアメリカ軍

『失敗の本質』では、日本軍の戦略的な失敗要因と組織的な失敗要因がコンパクトに整理されている。まずは戦略的な失敗要因から見てみよう。

まず目的の曖昧性である。ここに引用したいずれの作戦も、目的はきわめて曖昧だった。さらに「グランド・ストラテジー（大戦略）」も欠如していた。資源の乏しいなかでの短期決戦志向が強かったことも、こうした傾向に拍車をかけたのだろう。さらに、経験した事実（敗戦を含む）から帰納的に法則を見出して戦略に活かすといった科学的思考が行き渡らなかった。

戦闘技術体系もアンバランスで、大和と零戦に代表される一点豪華主義が特徴だった。これは徹底した標準化によって兵器を大量生産してきた米軍とは対照的だった。操作性の高い兵器をつくることで技術の差が出にくくした米軍に対して、日本軍の兵器は兵士の熟練度に依存していた。また日本軍は情報システムを軽視しており、暗号解読やレーダーの開発などに熱心ではなかった。さらに、繰り返し指摘してきたように、ロジスティック（兵站）も貧弱だった。

日本軍の組織的欠陥は、『失敗の本質』の次のくだりに集約されている。

「日本軍は、近代的官僚制組織と集団主義を結合させることによって、高度に不確実な環境下で機能するようなダイナミズムをも有する本来の官僚制組織とは異質の、日本的ハイブリッド組織をつくり上げたのかもしれない。しかし日本軍エリートは、このような日本的官僚制組織の有する現場の自由裁量と微調整主義を許容する長所を、逆に階層構造を利用して圧殺」した。結果、日本軍は「特定の戦略原型に徹底的に適応しすぎて学習棄却ができず自己革新能力を失ってしまった」のである。

ここで対比される米軍の組織の記述は――そこに過度の「理想化」はありうるとしても――ほぼそのまま、レジリエントな組織とはどういうものかという内容になっている。

著者らは米軍を「自己革新組織」、すなわち「環境に対して自らの目標と構造を主体的に変えることのできる組織」と規定した。そうした変革は「エリートの自律性と柔軟性を確保するための機動的な指揮官の選別と、科学的合理主義に基づく組織的な学習を通じてダイナミックに」行なわれた。「自己革新」とはレジリエンスの一側面を見事に言い表した言葉だが、そうした組織を維持するために必要な条件を、最後に箇条書きで整理しておこう。

▽明確な目標とグランド・ストラテジーの確立。
▽統合的価値の共有と、それを前提としたうえでの多様な視点の確保。
▽構成要素の自律性を確保できるような柔構造。ルース・カップリング（ゆるやかな結合）。
▽異質なヒト、情報、偶然を取り込みうるシステムをもっていること。
▽環境を利用して絶えず組織内に変異、緊張、危機感を発生させ、こうした不均衡によって進化しつづけている。
▽環境とのオープンな相互作用を通じて、生存に必要な知識を選択淘汰し、それらを蓄積する。
▽創造的破壊と自己超越の繰り返しによる進化。
▽個人の価値を尊重しつつ（兵站や医療）、信賞必罰についてはフェアに。

こうして列挙してみると、組織のレジリエンスと個人の心理的レジリエンスとのあいだには、意外なほど共通点が多いことにあらためて驚かされる。

第八章

「ひきこもりシステム」のレジリエンス

オリンピック組織委員会が「失敗」を繰り返した理由

前章では、組織のレジリエンスについて『失敗の本質』に基づいて検討した。そこで確認されたのは、軍事組織のレジリエンスを高めるための条件、とりわけ多様性の確保、ゆるやかな結合、他者との接触から学習、進化を続けること、創造的破壊と自己超越などだった。

忘れるべきでないのは、これらの要素はおそらく、軍隊や一部のＩＴ企業のような特殊な集団のレジリエンスにおいてのみ要請されるということだ。「特殊」という意味は、つねに他者との戦闘や競争に晒されているため、変化しつづけることでしか自己保存できないような集団ないし組織、という意味である。

実際には、苛烈な競争のなかで不断に栄枯盛衰のリスクと直面しつづけている組織は、それほど多くはない。一見、激しい流動性に晒されているように見える日本の金融業界などは「護送船団方式」、すなわち速力の遅い船に合わせて全企業が競争せずに横並びで進むかたちで行政に管理されているため、破綻のリスクは最小限に抑えられている。

政府組織や地方自治体もそうだが、他の組織との関係や行政による管理のもとで支えられている組織にあっては、「レジリエンス」そのものがあまり問題にならない。大規模災害によって被災しても、多かれ少なかれ自治体同士の協力や政府からの援助、さらに民間の義援金やボランティアが支えることで、一つの自治体が完全に破綻することはきわめて起こりにくい。

自由主義的な価値観、言い換えるなら「弱肉強食」が必ずしも浸透しきっていない日本においては、あらゆる組織が高いレジリエンスを維持すべく頑張るよりも、ひたすら現状維持にいそしむほうが圧倒的にコストがかからない。同調圧力による単色の価値観、タイトなきずな、他者との接触を最小限に留めながら、創造的破壊はぎりぎりの必要に迫られた場合のみ、限定的に行なう。つまり、日本軍における「失敗の本質」と見なされた諸特徴が、平時の日本型組織にあっては依然として有益なものとして作用している可能性すらあるのだ。

そう考えてみるなら、たとえばこの国のオリンピック組織委員会が太平洋戦争当時の日本軍と同様の過ちを繰り返したこともうなずける。大げさな話ではない。新国立競技場騒ぎに象徴される「一点豪華主義」は、戦艦「大和」以来の伝統だし、無責任の体系としての官僚型組織と情実人事のカップリングを例のエンブレム撤回騒動と重ねてみることも、さして荒唐無稽ではないだろう。

つまり、こういうことである。日本型組織は、欧米型組織に比べれば、柔軟性に乏しく、保守的で、経験に学習せず、創造的破壊にも消極的で、ひたすら現状維持に徹しているかに見える。この点を批判するのはたやすいし、そうした論点はいくらでも出てくるだろう。

しかし、変わらないことには理由がある。日本型組織の多くは孤立して存在するわけではない。それを支える制度的環境と、他の組織との互助的な関係があって成立している。そうした環境との関係を考慮するなら、むしろ「変わらない」ことのほうにこそ、生存の鍵があるとも考えられる。こうした環境下では、批判の言葉すらガス抜き的な迂回路を経て「現状維持」に貢献している可能性があるのだ。

時に矛盾するミクロとマクロのレジリエンス

このように考えるなら、レジリエンスも文脈次第、という言い方もできそうである。ある組織のレジリエンスが高いかどうか、その評価は、その組織が置かれた状況や時代背景、あるいは文化状況抜きには考えにくい、ということだ。

非常時を想定してレジリエンスを鍛え上げた組織は、平時にはオーバースペックで、かえって維持が困難になるかもしれない。先にも述べた金融業界が典型的であるように、日本においてはむしろ、個々の組織のレジリエンスとは無関係に、全体として組織が温存されやすいような制度があるため、硬直的かつ保守的な組織であっても、規模さえ大きければ生き延びられるのだ。

ここであらためて考えなければならないことは、レジリエンスを考える場合には、つねに複数のレベルを想定する必要があるということだ。どういうことだろうか。

先ほど挙げた例でいえば、組織のレジリエンスを、それ単独で問題にすることは難しい。その組織を支えている行政、他の組織との関係、あるいは組織に所属する個人といった、マクロからミクロのレベルにわたる諸要素が複雑に関わり合うことで、レジリエンスが成立していると考えられるからだ。

もちろん危機のレベルも問題となる。被災による危機と経済的破綻という危機、あるいは不祥事による危機では、必要とされるレジリエンスの要素も異なるだろう。先ほどの例でいえば、被災や経済的破綻の危機は、組織の規模が大きければそれだけで回避可能である。逆に規模が小さければ、小さいことそのものがリスクになりうる。その意味では、これも一つのスケールメリットといいうるだろう。

それればかりではない。場合によっては、ミクロとマクロのレジリエンスが矛盾するようなことも起こりうる。前章で示したインパール作戦の牟田口廉也の事例が、その典型だ。牟田口は無謀な作戦を強行することでおよそ七万人の日本兵を犠牲にしたが、それに見合った処罰も処分も受けないまま陸軍予科士官学校の校長に収まり、戦後は「ジンギスカンハウス」なる中華料理チェーンの社長として生き延びた。第三章で、独裁者のレジリエンスについて述べたが、牟田口のレジリエンスもきわめて高い。しかし、彼のレジリエンスの高さは大日本帝国陸軍にとってはマイナスだった。このように個人のレジリエンスと組織のレジリエンスは、時として矛盾する場合がある。

太宰治「家庭の幸福は諸悪の本」が示唆するもの

じつは、こうした矛盾を端的に指摘した言葉がある。太宰治の「家庭の幸福は諸悪の本《もと》」だ。この言葉は、その名も『家庭の幸福』という短編の末尾に記されている。太宰は普及しはじめたばかりのラジオで「街頭録音」を聞く。まさに街頭で収録された「民衆」と「政府の役人」のやりとりが流れてくる。太宰はのらりくらりと内容空疎な答弁に終始する役人の言葉に怒りを覚える。一度は民衆の立場に立って怒りの言葉を思い浮かべながらも、小説家の想像力は、役人の家庭生活にまで及ぶ。役人にとってラジオ出演は誇らしいことにちがいない。彼は、この放送を家族みんなで聞きながら、誇らしく、幸せな気分に浸っているにちがいない。さらに作中の小説家は、ここから一つの短編を構想する。

ある町役場に勤める戸籍係の男性。妻と子供が二人、これに老母の五人家族。陽気で健康な彼は酒も煙草もやらず、妻にとっては模範的な亭主、老母にとっては模範的な孝行息子、子供にとっても模範的なパパだ。そんな彼が、あるとき宝くじに当たってラジオを購入する。家族を驚かせようと黙っていたが、いよいよラジオが届くという日に、彼は朝から浮き浮きしている。早く帰宅して家族みんなで笑い合いたい。ところが執務時間過ぎに、「いきせき切って、ひどく見すぼらしい身なりの女」が、出産届を提出に来た。受理してほしいと必死で懇願する女に「あしたになさい、ね、あしたに」と優しく言い放ち、彼は楽しいわが家へ帰宅する。

「その女は、その夜半に玉川上水に飛び込む。新聞の都下版の片隅に小さく出る。身元不明。津島(戸籍係)には何の罪も無い。帰宅すべき時間に、帰宅したのだ。どだい、津島は、あの女の事など覚えていない。そうして相変らず、にこにこしながら家庭の幸福に全力を尽している」

小説家はこの残酷な短編から家庭のエゴイズムに思い至り、先ほどの結論「家庭の幸福は諸悪の本」を記すのである。

この短編小説における「対立」は、まず「政府の役人の家庭」と「民衆」とのあいだにあり、次いで「町役場の職員の家庭」と「見すぼらしい身なりの女」とのあいだに見てとれる。あれほど多くの兵士を餓死させ、大日本帝国陸軍を大いに毀損《きそん》した牟田口にしても、よき家庭人であった可能性までは否定できない。

そう、「社会の幸福」「家庭の幸福」「個人の幸福」は時に矛盾し、衝突し、摩擦を起こす。おわかりのとおり、ここでの「幸福」を「レジリエンス」に置き換えても同じことなのだ。

家族システムは単純な因果律では説明できない

残念なことに、私が知るかぎり、この種の矛盾についての調査研究はいまのところ見当たらない。しかし少なくとも、「家庭の幸福」と「個人の幸福」の矛盾については、レジリエンスとは別の分野で長年の研究がなされていた。「家族療法」における研究、なかんずく「システム論的家族療法」の分野がこれに当たる。

システム論の立場では、家族を一つのシステムと考える。問題のある家族は、このシステムにおいて病理を抱えていることになる。ただし、家族に問題があるからといって、全員がそれに苦しんでいるとは限らない。むしろ、苦しんでいるのは患者だけ、ということのほうが多いのだ。

このとき患者は、家族システムの病理を一身に引き受ける人という意味で、ＩＰ(identified patient)と呼ばれる。患者と見なされる人、患者の役割を担う人、というほどの意味である。わかりやすい例を挙げよう。両親の関係がよくない場合、しばしば子供が仲介役となる。子供は両親間の伝言役となり、話題を提供し、愚痴の聞き役になる。しかし仲介役の引き受けるストレスは、並大抵のものではない。ストレスが限界を超えた子供は「発症」して不登校になり、あるいは自傷行為に走り、あるいは摂食障害になる。つまり、ここでは家庭のレジリエンスのために、子供のレジリエンスが犠牲にされている。

こうした事例では、子供だけにカウンセリングや投薬を行なってもあまり意味がない。背景にある「両親の不和」を改善、解決しないかぎり、子供の症状は治らないからだ。システム論的家族療法とは、こうした家族のシステムの病理を評価し、介入し、改善に持ち込むための技法なのである。

こうした発想のもとでは、家庭と個人のレジリエンスは「時に矛盾する」どころではない。むしろ「家族には矛盾や葛藤があって当然」という考え方が基本になっている。

家庭とは、そこに所属する個人が、互いに強く影響を及ぼし合う場所である。そこにいるどんな個人も、こうした影響関係を免れない。たとえ家族とはいっさい口を利かないとか、留守にしがちであるといった場合でも、そうした断絶や不在そのものが、他の家族に影響を及ぼしてしまうからだ。だからこそ家族はシステムなのであり、家庭内で起こるあらゆる事象は互いに関連をもちながら「循環」することになる。

ここで「循環」とは、たとえばこういうことだ。父親の何げない発言が娘を傷つける。娘がそれを母に訴える。母が父親を非難すると、父親が逆ギレして母を罵倒する。娘が母を庇《かば》って同盟を組み、父との対立が深まる……こうやって一つの言葉が繰り返し蒸し返され、家族関係に深い影響を及ぼすことが珍しくない。すなわち一種の「悪循環」がここには見てとれる。

この意味で家族システムは、原因→結果という単純な直線的因果律では説明できない作動を示す。むしろ、先ほど述べたような悪循環のほうが一般的なのだ。ある問題が次の問題を呼び、さらに別の問題へと連鎖していくような因果関係を、円環的因果律と呼ぶ。家族システム内で生ずる病理は、その多くがこうした円環的因果律のもとで起こっている。

もちろん、すでに「家族レジリエンス」についても研究がなされている。たとえば高橋泉氏は、家族レジリエンスの概念モデルとして、以下の要因を抽出している（高橋泉「『家族レジリエンス』の概念分析　病気や障害を抱える子どもの家族支援における有用性」日本小児看護学会誌二二巻三号、二〇一三年）。「家族の相互理解の促進　家族内・家族外の人々との関係性の再組織化　家族の対処行動の変化　家族内・家族外の資源の活用　家族の日常の維持」。ただし、いずれも危機的状況にある家族に関するものである。つまり危機的状況下では、家族間のコミュニケーションが深まり、他者との交流も活性化した結果、「家族の対処行動の変化」が導かれ、「家族機能の新しいパターンが確立」されて「家族が成長」していくと考えられた。

これらはもちろん、危機的状況から立ち直り、より高度な健康が獲得される方向に成長していく過程である。しかし、はたして家族レジリエンスがそうしたポジティブなものばかりなのか、という疑問は残る。

病理的でかつ安定的な「ひきこもりシステム」

もっとも典型的なのは、私が専門とするひきこもりの場合だろう。ひきこもり事例の家族で起きていることは、こうした円環的因果律、すなわち悪循環の典型である。

まず、何らかのきっかけで子供がひきこもる。そんな子を見て、家族の不安と焦燥感が高まる。不安になった家族は本人に対してプレッシャーをかけ、叱咤《しった》激励を試みる。しかし残念ながら、このような働きかけは、本人にとっては逆効果となる。本人は家族の無理解ぶりに対して不信感をもち、コミュニケーションを断ってますますひきこもってしまう。するといっそう、家族の不安がつのる……しばらくはこうした悪循環が続いていくのである。

おわかりのとおり、一連の対応や反応は、すべて「まとも」なものである。わが子がひきこもって両親が不安になるのも、不安から叱咤激励に走るのも、叱られてますますひきこもるのも、異常で病的な態度や反応とはいえない。みんながまともに反応しているにもかかわらず、事態がどんどんこじれていくところに、ひきこもり問題の難しさがある。

私は、こうした悪循環を含む「ひきこもりシステム」という概念をかねてから提唱してきた（『社会的ひきこもり』ＰＨＰ新書、『ひきこもりのライフプラン』岩波ブックレット）。この概念は主に治療や支援を円滑に行なうために構想されたものだが、レジリエンスの文脈に置いてみると別の意味で興味深い。以下、レジリエンスの視点から見た「ひきこもりシステム」について検討してみよう。まずはその模式図を示す。

「ひきこもりシステム」の模式図

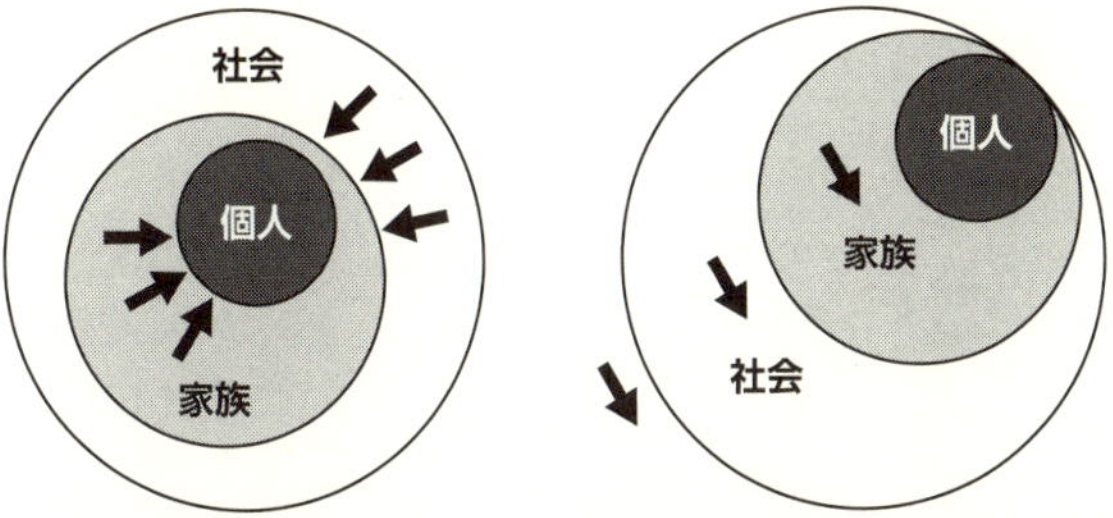

ひきこもりシステム
3つのシステムは接点を失ってばらばらに乖離《かいり》し、相互の働きかけはストレスに変換されて、いっそう乖離を促す。

通常システム
3つのシステムは相互に接しており、互いに影響を及ぼし合って作動を続けている。「接点」とはコミュニケーションのことである。

個人の社会活動を、個人―家族―社会という三つのシステムの作動の組み合わせから考えてみよう。三つのシステムは通常、互いに接点を介してコミュニケートし、影響を及ぼし合っていると考えられる。「ひきこもりシステム」とは、個人―家族―社会それぞれのシステム間でコミュニケーションが成立しない状態を指している。すなわち、ひきこもり当事者と家族が断絶し、家族はそのことを誰にも相談できずに抱え込んでいるような状態である。

この状態をあえて「ひきこもりシステム」と呼ぶのには理由がある。このシステムは、しばしば病理的であるにもかかわらず、きわめて安定性が高いのだ。

安定性が高いというのは、たんに放置してもそのままの状態を保つ、という意味だけではない。仮に外部からさまざまな治療的介入がなされたとしても、システム内部にすぐ反作用が生じて無効化されてしまう、という意味だ。

たとえば、家族がふと思い立って専門家のもとに相談に通うとする。これは家族が社会と接点をもつことを意味する。しかし残念ながら、この相談そのものがなかなか続かない。すぐに成果が出ないからだ。家族と本人の接点についても同様である。両親が懸命に働きかけても、本人が応じてくれなければ、その徒労感で家族は働きかけをやめてしまうだろう。

そう、その意味で「ひきこもりシステム」は、きわめてレジリエントだ。このシステムが破綻するのは、①経済的に立ち行かなくなった場合か、②家族個人の寿命が尽きたときか、あるいは、③本人がひきこもりをやめた場合である。望ましいのはむろん③だが、可能性が高いのは①か②だ。しかし①と②は、どんなレジリエントな家族にとっても起こりうることである。ひきこもりシステムだけが特殊なわけではない。

誤解が誤解を、断絶が断絶を再生産しつづける

見てのとおり、ここでは家族の高いレジリエンスが、個人のレジリエンスを犠牲にして成

り立っている。そう考えることも可能だろう。重要なことは、こうした家族のひきこもりシステムが、社会や個人とのある種の関係性のもとで維持されていることだ。

家族は社会と関わりをもたない。ひたすらわが子のひきこもりを隠蔽《いんぺい》し、身内に抱え込んでなんとかしようと身構えている。だから相談や受診が遅れがちなのである。しかしこのとき、家族は社会を無視しているわけではない。むしろ家族は「世間体（＝社会からの視線）」を過剰なまでに意識している。はなはだしい場合は「外聞が悪いから出歩くな」などと本人にいう場合すらある。つまり、家族は社会からの批判を先取り的に予測してしまうがために、社会と関わることができずにいる。

同様の「関係性」は、家族と個人とのあいだにも見てとれる。両親とひきこもる子との関係は、しばしば断絶している。それは両親もひきこもり本人も、互いに「腹の探り合い」をするからだ。両親は本人に対して「この子は親を拒否し、就労を拒否しながら、ずっと親の厄介になるつもりだろう」と考えている。そして本人は「自分のような人間がいるのは外聞も悪いし、きっと親はいずれ家から追い出すつもりだろう」などと考えがちだ。

相手の意図を誤解することで関係性が膠着《こうちやく》状態に陥ること。そう、ここでは誤解と断絶こそが「ひきこもりシステム」のレジリエンスを高めているとあえていうのは、この膠着状態にもまた、一種の「動的平衡」のようなダイナミックな安定性を見ることが可能であるからだ。すなわち誤解が誤解を、断絶が断絶を再生産しつづけるようなダイナミズムである。

ひきこもりの治療が難しいのは、それが一つのシステムにおけるある種のバランスを、別のバランスへと相転移《そうてんい》させるような試みになるからだ。本人がひきこもりをやめて就労すれば済む、という問題ではない。

ひきこもり状態を軸に成立していた社会―家族―個人の安定した関係性を、社会参加を軸にした関係性へとそっくり移行させる必要がある。ここで健康的と見なされる「非ひきこもり状態」のレジリエンスが、先に述べたような膠着状態よりも安定している保証はない。だからこそ治療に当たっては、やみくもに改善を急ぐべきではない。相転移には十分な時間をかける必要があるし、変化が定着するまでにも時間を要することは明らかなのだから。

以上、「ひきこもりシステム」を例にとって、家族のレジリエンスが、いかに個人のレジリエンスを犠牲にすることで成立するかを見てきた。状況を巨視的に見るか微視的に見るかによって、レジリエンスの風景もがらりと変わって見える。ただしそれは、必ずしも「個人」がミクロで「組織」がマクロであるという意味ではない。強いレジリエンスをもった個人が、組織全体のレジリエンスに揺さぶりをかけるような事態も珍しくないからだ。

ここまでの検討でわかったことは、仮に個人のレジリエンスについて考える際にも、それが背景としているコンテクストや、ミクロとマクロの視点の切り替えといった点に留意することの重要性である。

第九章

混乱期には「病んだリーダー」が活躍する

多くの偉大な政治家は精神的に病んでいた

二〇一五年六月に開催された日本病跡学会で、きわめて興味深い発表を聞いた。政治家の病跡学、言い換えれば政治家のレジリエンスにも関係するテーマの発表である。

病跡学とは、ドイツの精神科医パウル・メビウスが二十世紀初頭に造語したパトグラフィー（pathography）の翻訳で、精神医学の一分野である。論者によってさまざまな定義があるが、ごく簡単にいえば、精神医学や精神分析の手法を用いて、天才の病理や創造性の秘密を解明しようとするための学問である。

本書のテーマである「健康生成」とは真逆の学問ではないかといわれるかもしれないが、案外そうでもない。たとえば中井久夫氏は病跡学について、それが「不発病」の理論たりうる可能性を指摘している。本来であれば何らかの精神疾患を発病していたであろう天才が、創造行為に没頭することで発症を免れること。もしそんなことが可能であるとすれば、たしかに病跡学的な検討は、予防的な意味、あるいは健康生成的な意味をもちうるだろう。

じつは二〇一六年の病跡学会は私が大会長を務めたが、この大会のテーマが「健康生成」

なのである。たしかに天才には、しばしば精神的な健康度を犠牲にすることで、その才能を発揮してきた一面がある。しかし実際にはそれ以上に、平均的な人間ならば破綻や失調を来《きた》したであろう逆境を生き抜き、自分の目的を貫徹しえた人も少なくない。その意味では、常人以上に高い健康に恵まれた人々と見ることも不可能ではないはずだ。先に独裁者について述べてきたように、とりわけ政治家にはそうした健常さが顕著であるように思われる。

話を戻そう。私の関心をいたく刺激した発表とは、京都大学の村井俊哉教授による「ホモクリット」に関する発表だった。村井教授はアメリカの精神科医、ナシア・ガミーの著書を日本に紹介したことでも知られるが、その発表は、当時、村井教授が翻訳を進めていたというガミーの著作〝A First-Rate Madness〟に関するものだった（邦訳は山岸洋、村井俊哉訳『一流の狂気』日本評論社）。

原著は二〇一一年に発行されてかなり広く読まれ、さまざまな議論を巻き起こした。ガミーは複数の著名な政治家を俎上《そじょう》に載せ、そこから一つの興味深い法則を導き出したのである。

ガミーの俎上に載った政治家は、エイブラハム・リンカーン、ウィリアム・シャーマン（南北戦争の北軍将軍）、フランクリン・ルーズベルト、マハトマ・ガンジー、ウィンストン・

チャーチル、ジョン・F・ケネディ、マーティン・ルーサー・キング・ジュニア、アドルフ・ヒトラーといった面々である。

ガミーの主張の眼目の一つは、多くの偉大な政治家は精神的に病んではいたが、その病理が政治の場面ではしばしば有利に働くことがあったというものだ。

たとえばリンカーン。彼はうつ病的な傾向をもっていたが、それゆえに他者の苦しさを共感的に理解できたのだという。この共感能力が、奴隷解放のための南北戦争の背景にあった。

あるいはチャーチル。彼は一九一〇年以来、重篤なうつ病の発作に罹患《りかん》していた。彼はその発作を「黒い犬」と呼んでいた。戦時下の側近によれば、チャーチルはしばしば、（感情の）山頂と谷間の両方にいたという。眠り込んでいないときのチャーチルは活火山のようだった。彼は「気分循環症」（躁うつ病に近縁の疾患）に罹患していたのだ。とはいえ、チャーチルはきわめてエネルギッシュな人物であり、晩年に至るまで大量の仕事をこなしていた。

ルーズベルトもまた軽躁的な人物だった。彼を評した言葉にこういうものがあるという。「彼の心は二流だが、気質は一流だ」。俗っぽいところもあるが政治家向きである、というほどの意味だろうか。

いわゆる〝健常人〟に比べて、躁的な人々は創造性やレジリエンスも高いことが多い。同様にうつ病の人々は、実際的で共感能力が高い。平均的で健康なリーダーは、そうした能力がないわけではないのだが、危機的状況において求められる高い要求水準には届かないのだ。

同書でとりわけ詳しく分析されているのは二人の政治家、ヒトラーとケネディである。この二人には共通点があった。いずれも大量のステロイドを処方されていたのである。知られるとおりステロイドは多くの副作用を生じるが、そのなかには精神的なものが含まれる。とりわけ気分に対する影響は大きく、うつ状態になったり軽躁状態になったりすることもあるのだ。

ヒトラーに破滅的影響をもたらしたアンフェタミン

たとえばヒトラーはどうだったか。彼はもともと双極性障害（躁うつ病）に罹患していたうえに、スターリングラード攻防戦以降は、うつ状態に陥るたびにアンフェタミン（覚醒剤）の静脈注射を受けていた。これは、彼の主治医であるテオドール・モレルの指示によるものだった。このためヒトラーの行動はますます予測不可能なものになっていき、何人かの将軍たちは、彼をなんとかして入院させようとしたが、うまくいかなかった。

当時、ヒトラーは三種類の向精神薬を服用していた。阿片、バルビツール、そしてアンフェタミンである。今風にいえばダウナー系とアッパー系を同時にキメていたわけで、おそらくはモレルの指示によるのだろうが、現在では考えられないような無茶苦茶な処方内容というほかはない。もっとも当時はろくな向精神薬がなかった時代でもあり、モレルも深い考えがあって処方していたわけではないだろう。たんに総統閣下のその場その場の気分に対応した結果とも考えられる。

悪いことにヒトラーは、アナボリックステロイドも摂《と》っていた。これは近年ではドーピングに用いられる薬物として知られている。筋肉増強作用がある半面、攻撃性や突発的な暴力衝動を誘発する副作用があることでも有名だ。

一九四二年十二月のある日、ヒトラーはノンストップで三時間にわたり叫びつづけた。その話題はあてどなく暴走し、得体の知れない興奮が彼を呑み込んでいった。彼は細かいことに異常にこだわり、司令官たちにいちいち指図をしたが、その実、考えをまとめられず、決断ができず、何も考えられなかった。薬物の影響によって、ヒトラーの晩年の二年間は、一日たりともまともな気分でいられなかったようだ。

こうしたヒトラーの狂気じみた怒りの暴発は、映画『ヒトラー ～最期の12日間～』における名優ブルーノ・ガンツの憑依《ひょうい》じみた熱演で、見事に再現されている。地下の司令室で、部下の将校たちから戦況がきわめて不利であることを聞かされ、総統閣下はブチ切れる。忠実な部下たちを裏切り者呼ばわりし「粛清しておけばよかった」などとわめきちらす。

この名場面はそこだけが切り取られ、嘘の日本語字幕をつけたMAD《マッド》動画（既存の動画を個人が編集・合成したもの）が大量に動画サイトにアップされている。その名も「総統閣下シリーズ」。私のお気に入りは、ちょっと古いが「総統閣下がももクロにお怒りのようです」だ。アイドルグループのチケットが取れなかったことに理不尽な怒りを爆発させるヒトラー、というシュールな〝作品〟である。こういうパロディが大量につくられるのも、ヒトラーの怒りに垣間見える「狂気」に、どこか笑いと通底する要素があったためかもしれない。

閑話休題、ガミーによれば、ヒトラーの没落は彼自身の狂気によるものではない。むしろ狂気を緩和するために投与された薬物が、彼をおかしくさせたのである。もともとヒトラーは双極性障害の気味があって、この要素は彼の政治的キャリアに好ましい影響をもたらしていた。それは彼のカリスマ性とレジリエンスを高め、政治的な創造性を与えていた。しかし、日々繰り返されたアンフェタミンの静脈注射が彼の躁状態やうつ状態を悪化させ、そのリーダーシップに破壊的な影響をもたらした。もちろん、だからといってアンフェタミンの投与が開始される前の彼の政策が、肯定的に評価されるわけではないのだが。

アメリカの伝説・ケネディ大統領の発揚気質

次いで、ケネディの病跡学である。ガミーはケネディのカルテを、精神科医として初めて仔細《しさい》に閲覧する機会を得た。一九六一年一月二十日にアメリカ大統領に就任したケネディは、在任期間が二年十カ月と短かったにもかかわらず、アメリカの伝説となっている。彼はエネルギッシュで女性関係もお盛んだった政治家として知られるが、その気質は精神医学では発揚気質とされる性格類型に一致していた。これは軽躁状態が常態化していることを意味している。日常的にテンションが高く、二十四時間アゲアゲの状態とでもいおうか。

ケネディはアディソン病に罹患していた。これは副腎皮質の機能が低下して副腎皮質ステロイドが分泌されにくくなり、慢性的な脱力、易疲労、全身倦怠感、体重減少、低血糖、高カリウム血症、低ナトリウム血症などの症状を来す疾患である。このためケネディもヒトラーと同様に、アナボリックステロイドの投与を受けていた。
ガミーによれば、このステロイドによる治療がケネディの躁状態を悪化させた可能性があるという。加えて大統領在任当時は、うつ状態治療の名目で、なぜか抗精神病薬が処方されていた。これらの薬物がケネディの軽躁状態を悪化させた結果、彼は政治家としては迷走することになった。

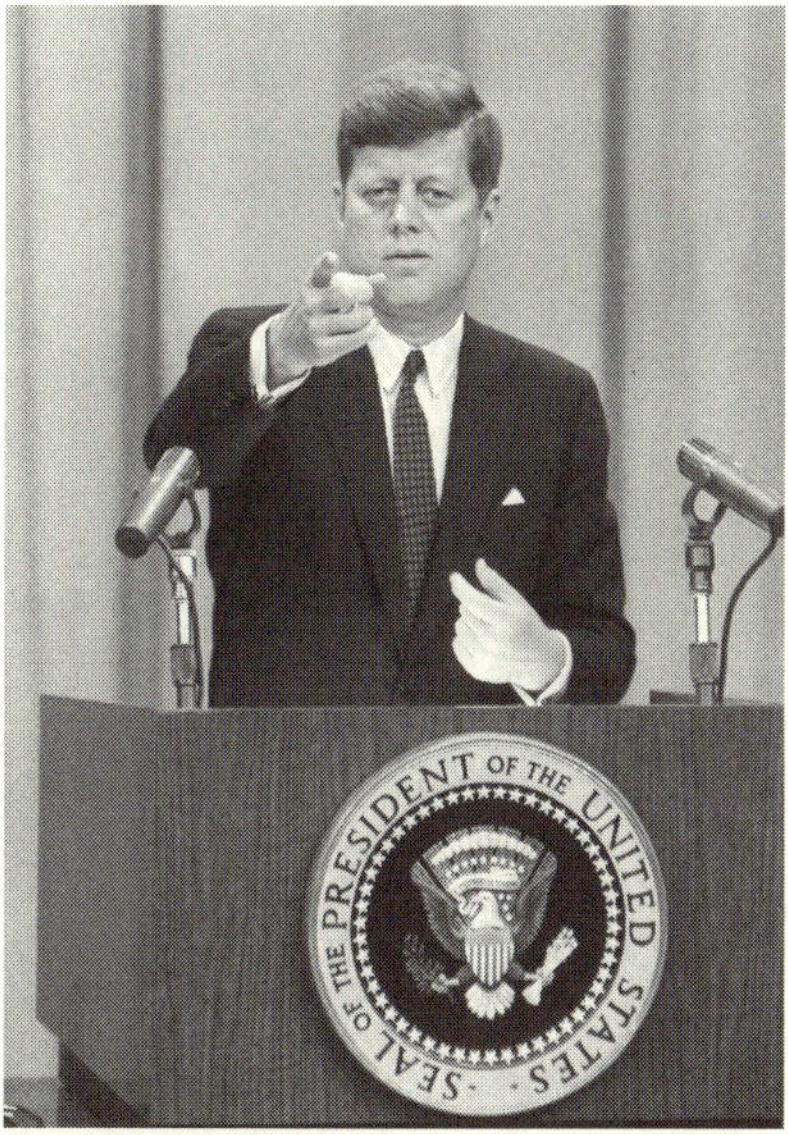

米国史に残る名大統領になったジョン・F・ケネディ
(写真提供:Arnie Sachs-CNP)

しかしこうした事態は、大統領に就任した最初の一~二年のことだ。ケネディの医師団は、彼の薬漬け状態をなんとか終わらせようとした。その結果、在任期間の終わりには、ケネディの政策は大きく転換することになる。彼は市民権運動の大いなる擁護者にして冷戦時代のタフなリーダーへと変貌を遂げ、米国史に残る名大統領となった。もちろん彼の暗殺事件が、ケネディ神話にいっそうの光輝を添えたであろうことは想像に難くない。しかし、キューバ危機をぎりぎりのところで乗り切ったあとも、フルシチョフを侮辱したりソ連に恥をかかせたりしない配慮を続け、その後、アメリカとソ連の双方が緊張緩和（デタント）を模索する状況につないだあたりの手腕は、見事というほかはない。

さまざまな研究が、発揚気質が性的虐待や戦争といったトラウマ的な体験に対して耐性をもたらすことを示している。彼らはPTSDにも罹患しにくいという。こうした性質があったからこそ、ケネディは一九四〇年代から一九五〇年代の期間、凡人なら生き延びるのもしんどいくらいの厄介な病を抱えながらもサバイバルできたのだろう、とガミーは推測している。

ニクソン、ブッシュ、ブレアは「ホモクリット」か

同書における、ガミーの主張の一つをごく単純化して述べるとこうなる。

平時においては、健康な政治家がよい政治を行なう。危機や非常時においては、狂気の政治家が国家を救う。この本でガミーはそれを、手を替え、品を替え、主張しようと試みてい

る。第二次世界大戦におけるチャーチルがそうだったように、混乱期においては、「病んだリーダー」こそが活躍するのだ。

しかし、政治的な危機において、リーダーが健康なだけだと悲惨なことになる。

ガミーはここで「ホモクリット」なる言葉を導入する。ホモクリットとは、精神的に正常な人を指す。彼らは中流階級出身であることが多く、何事においても中道的であり、人当たりがよく、物腰が穏やかで、ほどほどに信仰心もあり、素直な人々である。よくいえば中庸、悪くいえば凡庸な人々のことだ。

ガミーがホモクリットの典型として名指した政治家は以下のとおり。ネヴィル・チェンバレン、リチャード・ニクソン、ジョージ・W・ブッシュ、トニー・ブレア。この人選には賛否があるだろうが、全体として「健康さ」というよりは「凡庸さ」のほうが際立った面子《メンツ》のようにも思える。

ガミーは二〇〇一年九月十一日の同時多発テロ事件におけるブッシュとブレアの態度を、ホモクリット的反応の例に挙げる。彼らはともに執務室にいて、テロが起きてもうつ状態にも躁状態にもならず、何ら精神的異常の兆候を示さなかった。彼らは精神的には、まったく人並みに健常だった。しかし、あのような危機的状況下では、それこそが彼らのハンディキャップでもあったのだ。それは、彼らがいかに九・一一の危機に対処したかを見ればわかる。彼らは事実と向き合うことなく大量破壊兵器の幻想をでっちあげ、イラク侵攻を正当化しようとした（のちにブレアは誤りを認めて謝罪したが）。

こうした状況下においては「ホモクリット」たちはうまく機能しない。ガミーはいう。一流の狂気は二流の正気と同じように見える、と。行きすぎた美徳は悪徳と変わらない、とも。そのうえでガミーはオバマ大統領について懸念している。そう、オバマはホモクリットなのではないか、という懸念である。選挙期間中、オバマ陣営の合言葉は“No Drama Obama”だった。これは、「いつも冷静沈着でクールなオバマ」というほどの意味である。しかしガミーは、この言葉こそオバマのホモクリット性を示すものとして批判的に捉える。

同書におけるガミーのもう一つの意図は、狂気の両義性を示すことだった。人々は狂気を本質的に悪いもの、正気はよいものとして捉えがちだ。しかし、歴史に学ぶなら、狂気にも正気にも、それぞれよい面と悪い面がある。ガミーはこの事実を、政治家の病跡を辿《たど》ることで示そうとしたというのだ。

ガミーの議論が興味深いのは、「狂気」にも一定のレジリエンスがあることをはっきりと主張している点である。彼自身は気分障害を専門とする精神科医なので、やや発揚気質者をひいきしすぎるきらいはあるが、それでも彼のように著名な学者が、こうした大胆な主張を展開したことにはきわめて大きな意味がある。

もう一点、重要なことは、政治家個人のレジリエンスと、政府や国家といった組織のレジリエンスとが必ずしも一致しないことを主張している点である。危機的状況にあっては、心の問題を抱えた（つまり、レジリエンスの低い）リーダーこそが社会のレジリエンスを導くという発想。じつはここには、もう一つの無視できない視点が秘められている。平時にあっては組織のレジリエンスと政治家のレジリエンスは一致する。つまり、レジリエンスの高い「正気」の政治家がうまく機能する。しかし、組織や環境が危機的状況に陥った際には、政治家の「狂気」こそが「正気」以上にレジリエントな価値を帯びるということだ。

「ホモクリット」以外を許容しない現在の政治システム

以上を踏まえたうえでだが、同書の主張にもまったく問題がないわけではない。以下、レジリエンスに関する議論の精度をさらに高めるべく、あえてガミーの主張に私なりの疑問点をぶつけてみよう。

まずは単純な事実関係の話から。ガミーはケネディの「狂気」を称揚し、ニクソンの「正気」をくさす。しかしケネディの業績を振り返るとき、たしかにアポロ計画やキューバ危機の対処などは賞賛に値するものの、明らかな失政も少なくない。在任期間に彼が行なったさまざまな外交政策中、もっとも批判が集中しているのは対ベトナム政策だ。ケネディはアメリカからベトナムへの派兵拡大を推し進めた張本人なのである。

その一方で、長らく「アメリカのトラウマ」として泥沼化したベトナム戦争から兵を完全撤退させたのは、ガミーが「ホモクリット」として批判的に述べたニクソン大統領だった。

ニクソンは反共的な大統領として知られる一方で、デタントを推し進め、中国との国交正常化を果たし、日本に沖縄を返還した。冷戦時代という慢性的な危機的状況を、強靭な意志と冷静さで乗り切った点はもう少し評価されてもいいように思う。

さらにいえば、ウォーターゲート事件を起こして失脚したニクソンを「ホモクリット」と見なす診断は、どこまで正当なものだろうか？　むしろニクソンのあとに続くフォード、カーターらのほうが、その健全さや凡庸さという点から見ても「ホモクリット」の名に値するのではないだろうか。ホモクリット大統領の人選において、ガミー自身の民主党びいき、あるいは共和党嫌いが反映されすぎのように思えるのは、思い過ごしだろうか。

もう一点、指摘しておかなければならないのは、社会システムの変遷についてである。この視点からガミーの主張を眺めてみると、社会的に容認された狂気へのノスタルジーめいたものすら見てとれるように思う。しかし、かつて政治家個人の狂気が容認されたのは、いうまでもなく彼らの社会的地位と権力構造のおかげである。もう一点付け加えるなら、当時の精神医療の水準がきわめて低かったためでもある。つまり、そこに狂気があったとしても、それを正確に診断し、治療する術《すべ》がなかったということだ。

ガミーの専門とする気分障害、すなわちうつ病や双極性障害といった疾患は、統合失調症などとは異なり、判断力が損なわれることは少ない。つまり、病に罹患していても、言動はそれほど異常には見えない。ヒトラーはともかくとして、ケネディを「狂気の政治家」と考えている人は、カルテを直接見る機会のあったガミー以外にはほとんどいないはずだ。暗殺という悲劇で神話化されたとはいえ、彼が歴代大統領のランキングでつねに上位に位置付けられるのはこのためもあるだろう。

後述するように、先進諸国の政治システムは、時代とともに複雑化し、同時に透明化しつつある。あまつさえ近年では、オバマ大統領が自らツイッターで発信を続けるような状況がある。たしかにツイッターは、政治家自身のフェアネスの表明であり、政策を発信したり直截《ちょくせつ》的な国民とのやりとりを可能にしたりするうえではたいへん便利なツールではある。ただし、橋下徹の例を見てもわかるとおり、失言やスキャンダルが報道されればたちまち「炎上」し、発言を控えれば「逃げた」と叩かれるような危険なツールでもある。

こうした状況下で、人々は「政治家の狂気」にきわめて不寛容になっている。狂気といって悪ければ、不道徳と言い換えてもよい。典型的なのはケネディの女性関係だ。マリリン・モンローとの不倫関係はあまりにも有名だが、その好色ぶりはほとんど手当たり次第の感がある。オードリー・ヘップバーン、ソフィア・ローレン、リー・レミックといったハリウッド女優と浮名を流し、選挙期間中もオフィスで部下との情事に耽《ふけ》り、マフィアや実弟と愛人を共有していたともいわれる。

このうらやまけしからんケネディの好色ぶりと対照的なのは、ビル・クリントンだ。典型的なホモクリットのクリントンは、実習生だったモニカ・ルインスキーとの「不適切な関係」が明るみに出てその品格が疑われ、弾劾裁判にかけられた。辛うじて大統領罷免は免れたものの、その権威は大きく失墜した。

見てのとおり、ケネディの女漁《あさ》りに対する異常な寛大さと、クリントンの「不適切な関係」に対する苛烈《かれつ》なまでの追及はあまりにも対照的だ。ここからいえるのは、アメリカも日本も、政治家の逸脱行為には時代とともに不寛容になりつつあるという事実である。

この傾向をもたらした要因は、複数あると考えられる。

第一には、意思決定システムの複雑さ。現代における政治や外交の複雑さは、大統領個人が全領域をカバーし掌握できる範囲をとうに超えている。このためアメリカでは、外交や安全保障に関する問題は、まず国家安全保障会議（ＮＳＣ）が諮問《しもん》機関として機能し、意思決定を補助する仕組みになっている。ＮＳＣのレベルで、複雑な国家戦略は単純な選択肢にまで絞り込まれ、大統領に上げられる議題は「ＡかＢかＣか」くらいに限定されるという。

つまり、こういうことだ。仮に大統領が狂気に陥ったとしても、その狂気は何重ものセーフティネットに防護されており、狂気が政策に直接反映されることはほとんど不可能なのである。

第二には、先ほども述べた透明性の問題である。日本のような例外はあるものの、先進諸国では政治的意思決定の透明性は時代とともに高まっている。リアルタイムでは公開されない情報も、一定期間が過ぎれば文書がすべて公開される仕組みもある。加えてメディアやインターネット上でも、政治家の逸脱行為はあっという間に拡散される。この種の透明性は、あらゆる狂気に対して抑制的に作用する。

以上のような事情から、現代の政治システムにおいては、ホモクリットならざる政治家は生き延びることが難しい状況になりつつあるとはいえるだろう。しかし、まさにホモクリットの悪い見本のような安倍晋三首相を見るにつけ、小泉純一郎元首相の〝控えめな狂気〟が懐かしく思えてしまうのは私だけだろうか。ガミーの主張は、規模を縮小しながら、日本でも反復されていくのかもしれない。

第十章

レジリエンスを高める「幸福の法則」

歴史に名を残した政治家たちは幸福だったか

前章は政治家の病跡学の話だった。ポイントは、政治家個人のレジリエンスは時代状況によって大きく左右される、ということである。時には心の病を抱えた政治家のほうが、危機的状況にふさわしい振る舞いをすることもある。非常事態では政治家個人の健康度は当てにならない。健康であることが必ずしも凡庸を意味するとは思わないが、平均的な意味で健康な政治家は、危機を切り抜ける場面で不適切な振る舞いに陥りがちだ。

余談ながら、本書の元となった連載を読んでくれた知り合いの議員が興味深い感想を聞かせてくれた。「政治家には狂気が必要なんですよ。小泉純一郎にしても田中角栄にしても、ある種の狂気をもっていた。僕にはそれがないんだよなあ」と。慧眼である。この認識は、おそらくガミーの指摘よりも深いところに届いている。

これは、政治家というポジションが特殊であるためだろうか。

必ずしもそうは思えない。政治家はさまざまな職種のなかでも、国家や自治体といった人の集団と関わり合う機会がもっとも多い職業の一つであろう。その意味で、本人の個人的な心情以外の影響を非常に受けやすい。革命とまでは行かずとも、ある種の改革へ向けた信念、あるいは執念を貫徹しようと思うなら、身近な人間関係を犠牲にしてでも意志を貫く覚悟が求められる。そうした場合の彼らの振る舞いは、常識の視点から、あるいは精神医学的に見て、しばしば狂気に似て見えたとしても不思議ではない。

そもそも人はなぜ政治家になるのか、という問題がある。社会をよくするため、という正論はこの際、措《お》いておこう。多かれ少なかれ、人は自らの幸福を求める存在だ。自己中心性という意味ではない。幸福の条件は人それぞれであり、私利私欲に走って幸福を感ずる人もいれば、利他的行為で幸福になれる人もいる。これを「走光性」ならぬ「走幸性」と呼んだりする向きもあるようだが、この原則にあまり例外はないだろう。

となると、政治家をめざす人は、社会の改善に幸福を感ずる人ばかり、ということになるが、まさかね。権力への野心や所属するコミュニティ（後援会etc.）とのしがらみ、あるいは、たまたまなってみたらその「うまみ」が忘れられず、なんて理由もあるはずだ。いずれにせよ、その人が置かれた状況のもとで幸福を追求した（不幸を退けた）結果として、政治家になったと考えてよいだろう。

ならば歴史に名を残した政治家たちは幸福だったのだろうか。チャーチルは、ケネディは、ヒトラーは幸福だったのだろうか。これは案外、難しい問題である。問いの方向を変えてみよう。あなたは、彼らのようになりたいか。少なくとも、私はそうは思わない。彼らがくぐり抜けてきた苛烈なストレス状況に自分が耐えられるとはとうてい思えないし、彼らが下してきたさまざまな決断――時に膨大な犠牲を伴う――を自分で下せるとも思えないからだ。

そもそも幸福感はきわめて主観的なものなので、その内容は大幅に異なる。ある者は浪費に幸福を感じ、またある者は他者への奉仕に幸福を感じる。しかし多様であるように見えて、幸福にはまた標準仕様も存在する。年収二〇〇〇万円で家は平屋の庭付き一戸建て、健康で美しい妻と、働き者だが家庭を大切にする夫、元気な子供たちと大型犬、といったあたりがその最大公約数だろうか。

なるほど、政治家の生活は、こうした市民の幸福からはしばしば大幅に逸脱してしまいそうだ。その意味ですでに「狂気」なのだろうか。

後述するように、幸福度はレジリエンスを高めることが知られている。つまり、幸福感という主観的な感覚にすぎないものが、心身の健康度に大きな影響を及ぼすのである。そうであるなら、健康の生成を考えるうえで、この議論を避けて通るわけにはいかない。個人のレジリエンスを考えるうえで、幸福に関する研究を概観しておく必要があるだろう。

幸福をめぐる格言から浮かび上がる六つの分類

幸福へのアプローチには質的なもの（経験から帰納された法則）と、量的なもの（統計で裏付けられた法則）がある。自然科学なら後者が圧倒的に優位だが、幸福のような主観的要素の大きな感覚については、質的な側面がきわめて重要である。

質的な追求については、幸福をめぐるおびただしい数の格言、名言、箴言《しんげん》を見ればおそらく十分だろう。以下、しばらくは、そうした格言の分析を試みるが、ここで引用する格言は、ネットの格言サイトやその種の本から拾い集めてきたものであることをあらかじめお断りしておく。よく知られた言葉も多いし、煩雑になるので原典は記さず、発言者の名前のみ付記しておいた。

幸福について、人間はどんな言葉を残してきたか。先人たちの知恵のなかに、はたして「幸福の法則」は見出しうるのだろうか。

それはできない、とする言葉が意外なほど多い。たとえば以下のように。

「人間はあらゆるものを発明することができる。ただし幸福になる術を除いては」（ナポレオン）、「幸せは去ったあとに光を放つ」（イギリスの諺）、「幸福の便りというものは、待っているときには決して来ないものだ」（太宰治）、「幸福はコークスのようなものだ。何か別のものをつくっている過程で偶然得られる副産物なのだ」（オルダス・ハクスリー）

つまり、幸福そのものを目的としたり、確実に捕まえたりできるような法則はありえない、といっているのである。この法則を「幸福の不確定性原理」と呼んでおこう。これはたしかに、一つの真理ではあるかもしれない。しかし、こういうことはそもそも「それをいったらおしまい」なのである。本章ではあえて幸福になる普遍的方法、つまり本来の意味での「幸福の科学」の可能性を追求することが目的なので、不確定性原理についてはしばらく措くとしよう。

それ以外、つまり幸福になる方法論を質的に究《きわ》めていくと、およそ六種類のパターンが見えてくる。格言などに述べられている「幸福になる方法」は、おおむねこの六パターンのいずれかに分類できるのだ。つまり、確実に幸福になりたければ、次の六つのどれか、あるいはすべてを実行すればよいということになる。

その六項目とは、「意味と目的」「関係性と利他性」「平凡性と反快楽」「過程性」「いまここ・

あるがままの肯定」「末梢性」である。もちろん、これだけでは何のことやら、わかりにくい。以下、この六項目の内容について、順を追って具体的に見ていこう。

「意味と目的」「関係性と利他性」「平凡性と反快楽」

まずは「意味と目的」である。これはわかりやすい。自分の人生に意味を感じているか。人生に目的があるか。それがはっきりしているほど、幸福度は高まるというものだ。この点については、それほど異論はないだろう。格言には、こんなものがある。

「一生の仕事を見出した人には、ほかの幸福を探す必要はない」（トーマス・カーライル）、「一人ひとりに天の使命があり、その天命を楽しんで生きることが、処世上の第一要件である」（渋沢栄一）。このほか、ちょっと変化球だがこういうものもある。「幸福であるという義務ほど、私たちが低く評価している義務はない」（ロバート・スティーブンス）

目的がある人生が幸福であるというのは、あとで触れる「過程性」の項目とも関係してくる。何かをめざして夢中になっているとき、その経験そのものが幸福感をもたらすという意味で。それゆえ幸福そのものを目的化するという考え方も十分に「あり」なのだ。問題はその過程にどれほど打ち込めるか、ということになるのだが。

次の項目は、「関係性と利他性」である。良好な人間関係が幸福の土台たりうることについても、やはり異論は少ないだろう。

自分は孤独のほうが幸せになれるという意見もありうるが、少数意見にはちがいない。また、そういう人でも、せいぜい「たまに一人で旅がしたい」「一人で本を読む時間がいちばん幸せ」といった程度のもので、決して孤独が常態化することを望んでいるわけではなさそうだ。それはともかく、先人の言葉を見てみよう。

「幸福になりたいのだったら、人を喜ばすことを勉強したまえ」(M・プリオール)、「他人を幸福にするのは、香水をふりかけるようなものだ。ふりかけるとき、自分にも数滴はかかる」(ユダヤの格言)、「人生における無上の幸福は、自分が愛されているという確信である」(ビクトル・ユーゴー)、「人の富とは、その人が愛し祝福するものと、その人を愛し祝福してくれるものとの数のことである」(トーマス・カーライル)、「人生は胸おどるものです。そしてもっともワクワクするのは、人のために生きるときです」(ヘレン・ケラー)、「幸福は対抗の意識のうちにはなく、協調の意識のうちにある」(アンドレ・ジイド)

以上のように、人を愛し愛されること、他人のために行動することこそ幸福の鍵であるとする格言は数多くある。利他的行動が幸福ばかりか成功の鍵をも握っていることは、デール・カーネギーの『人を動かす』（創元社）をはじめ、多くの自己啓発書が教えるところでもある。こうした利他を究めれば、かの宮沢賢治の言葉、「世界がぜんたい幸福にならないうちは個人の幸福はあり得ない」となるだろう。

ただ、利他の規模が「国」とか「世界」に拡大していく傾向には用心したほうがいい。「祖国のため」という利他的幸福感が戦意発揚に利用されたのは、そう遠い過去のことではない。奇妙なことに、利他性は「他」の規模が拡大し概念化するほど（「国」とか「弱者」とか）、たんなるナルシシズムと区別が付きにくくなる。幸福であるための利他的行動としては、隣人に始まり隣人に終わる範囲に留めておくほうがいいのかもしれない。

関係性と幸福度についてもう一点付け加えるなら、他者との比較や他者からの視線を幸福の条件とする言葉も少なくない。「他人の不幸は蜜の味」が典型である。こちらについては希代《きたい》の皮肉屋、ラ・ロシュフコーの言葉を一つだけ引用しておこう。「われわれは、幸福になるためによりも、幸福だと人に思わせるために四苦八苦しているのである」。ただし、さらに皮肉なのは、こうしたうわべだけの努力がほんとうに幸福をもたらす場合もありうる、ということだ。これについては「末梢性」の項目で述べる。

次の項目は、「平凡性と反快楽」である。

たぶんこの項目が、心の健康度といちばん関係が深そうに思われる。簡単にいえば、酒池肉林の贅沢三昧《ざんまい》などよりも、何でもない日常を大切にすることが幸福になる秘訣である、ということ。幸せの青い鳥は世界の果てなどではなく、いつも自分のすぐそばにいる、というわけだ。

「国王であれ、農民であれ、家庭に平和を見出せる者が、もっとも幸せである」(ゲーテ)、「世界平和のためにできることですか? 家に帰って家族を愛してあげてください」(マザー・テレサ)、「幸福のもっとも大きな障害は、過大な幸福を期待することである」(ベルナール・フォントネル)、「幸福はわが家の炉辺《ろへん》で成長する。そして他人の庭先で摘み取るべきものではない」(ジェロルド)

「反快楽」というのは、「快楽」と「幸福」が異なること、快楽の追求がしばしば不幸につながることを意味している。

この点に関連して興味深いのは、快楽主義者として知られる作家、オスカー・ワイルドだ。彼の書いた寓話『幸福の王子』には、こんな一節がある。「実際、幸福だったのだ、もしも快楽が幸福だというならば」。これ、じつは反語なのである。

知られるとおりこの寓話は、貧しい人々のために銅像の王子が、自分の身体の宝石などを小さなツバメに頼んで分け与え、最後にツバメとともに死んでいく話だ。快楽は王子を幸福にしなかったが、利他的行動とツバメとのきずなが王子を幸福にした、とも読める。ワイルドは快楽と幸福の違いに意識的で、自分は断じて快楽をとると宣言した作家でもあるが、この作品を読むかぎり、そこにはそうとうな葛藤があったと考えてよいだろう。

ならば、快楽と幸福の違いとは何だろうか。幸福に比べれば快楽は、しばしば一過性で濃密な体験であり、時に反道徳的であり、事後に空しさを残すことも多く、しかし羨望の対象でもあるという経験である。もし巨万の富があれば、かなり確実に快楽は手に入るが、幸福はそうはいかない。後述するように、金銭による幸福にはけっこう低いところに天井がある。金があればあるほど快楽には近づけるが、だからといって幸せになれるわけではないのだ。

「過程性」「いまここ・あるがままの肯定」「末梢性」

快楽と関係する次の項目は、「過程性」と名付けたが、わかりにくかったかもしれない。

これは幸福を「過程」のなかにこそ宿るものと見なす考え方である。「幸福とは幸福を探すことである」（ジュール・ルナール）、「幸福は幸福のなかにあるのではなく、それを手に入れる過程のなかだけにある」（ドストエフスキー）などがあるが、これは私たちもよく口にすることだ。「旅行は計画を立てているときがいちばん楽しい」「待つのが祭り」といった具合に。

ここでいわれていることは、幸福が静的な「状態」ではなく、動的な「過程」であるということなのだろうか。そうとも考えられるが、もしそうであるなら、幸福はそれ自体を目標に設定できるはずだ。

私の考えでは、幸福とは、ある過程から偶発的かつ事後的に生じてくる「状態」である。「ある過程」は、「社会的使命を達成する過程」でもいいし、「金儲けの過程」や「快楽を実現しようとする過程」でもいい。

余談ながら、二〇一五年十一月にパリで起きた同時多発テロにしても、テロを計画し、実行に移す過程にテロリストが多大な幸福感を覚えたであろうことは想像に難くない。テロリストには大義（目的）があり、「関係性と利他性」（仲間との強いきずな）、「平凡性と反快楽」（彼らの生活には厳しい禁欲がある）があるなど、幸福を可能にするための条件が揃いすぎている。そう、彼らはテロに間違いなく「幸福」を感じているのだ。だとすれば、いくら彼らの拠点を爆撃し、破壊しても、テロが終息するわけではない。彼らに〝テロ以外の幸福のリソース〟をもたらす以外に、根本的な解決はありえないのではないか。

閑話休題、どんな過程でも幸福をもたらすわけではないし、どういう過程が確実に幸福につながっているかを予測することも難しい。これが幸福の捉えどころのなさ、それ自体を目的とする困難につながっているのだろう。

捉えどころのない「状態」ということでいえば、「いまここ・あるがままの肯定」という項目もある。

「幸福には、明日という日はありません。昨日という日もありません。幸福は、過去のことを記憶してもいなければ、将来のことも考えません。幸福には、現在があるだけです。今日という日ではなく、ただいまのこの瞬間があるだけです」（ツルゲーネフ）、「晴れた日は晴れを愛し、雨の日は雨を愛す。楽しみあるところに楽しみ、楽しみなきところに楽しむ」（吉川英治）

過去を否定し、未来を悲観している人であっても、「いまこの瞬間」を肯定することはできる。これは「いまさえ楽しければあとはどうなってもいい」という快楽主義とは似て非なる態度である。

快楽主義者は、いまこの瞬間を、客観的に「特別な過程」にしようと目論《もくろ》む。しかしツルゲーネフのこの言葉は、いまの何でもない瞬間を肯定することから幸福が始まる、といっているのだ。それができれば苦労はしない？　しかし幸福には、案外たわいない側面もある。

それが最後の項目、幸福の「末梢性」である。これもわかりにくい表現だが、簡単にいえば、「幸福のふりをしていれば、幸福になれる」というほどの意味である。むしろ引用を読んでもらうほうが手っ取り早いだろう。

「幸福だから笑うわけではない。むしろ、笑うから幸福なのだといいたい」（アラン）、「楽しい顔で食べれば、皿一つでも宴会だ」（アウレリウス・プルデンティウス）、「幸せを数えたら、あなたはすぐ幸せになれる」（ショーペンハウアー）、「自分自身を幸福だと思わない人は、決して幸福になれない」（プリウス・サイラス）

たぶんこの項目が、後述する「幸福の科学」にもっともつながりが深いだろう。末梢、すなわち表出を変えるだけで幸福度が上がるというシンプルな法則だからだ。そんな単純な話かと疑問に思う向きもあろうが、こうした原理はポジティブ心理学でも、繰り返し実証されている。

幸福の才能とは「あらゆる偶然を必然と感ずる」こと

以上、簡単ではあるが、幸福の質的探求について検討してきた。よく見てみると、ここにも矛盾や逆説があることに気付かされる。

たとえば「意味と目的」と「末梢性」は、向いている方向が真逆である。人生の意味を求める方向は、どちらかといえば「中枢的」だ。つまり幸福にはそれを可能にする本質（目的）があり、そちらをこそ重視すべきという方向性。一方、たんに「幸福そうに振る舞う」という末梢的な手法は、本質抜きで幸せになる方向性。矛盾とまではいえないし、両立しないわけではないが、「どちらを優先すべきか」に悩む人もいるだろう。落としどころとしては、とりあえず末梢的手段で目先の幸福感を高めつつ、時間をかけて本質的な「目的」を見つける、というあたりになろうか。

「関係性と利他性」については、「いまここ・あるがままの肯定」と、やはりベクトルが異なる。もし孤立している人が「あるがまま」を全面肯定したら、関係性や利他性の大切さはどこかに行ってしまう。ここでも先ほどと同様に、まず「あるがまま」の肯定から始めて、そこでゆとりが生じてきたら、他者との関係性や利他性について意識してみるという段取りが望ましいように思われる。

「平凡性と反快楽」は、場合によっては「過程性」と矛盾するかもしれない。ある目標や欲望を追求する人生は、（テロリストの例で示したように）しばしば平凡性から逸脱するであろうことは、容易に想像がつく。しかし、あまりに極端な目標を掲げている場合は別として、「平凡な日常」と「過程の幸福」もやはり両立しうるのだ。ただ、この問題は次章で触れる「フロー体験」などと関連してくるので、そちらでまとめて述べることにする。

現時点では、幸福の質的探求において、差し当たり決定的な矛盾――個人と集団のレジリエンスに見てきたような――はなさそうである。ただ、第八章でも触れたように、「家庭の幸福は諸悪の根源」といった側面はある。幸福の追求は、健康の追求と同様、必ずしも倫理性の追求とは並行しないことを、ここでもう一度確認しておこう。

質的研究の分析を締めくくる前に、私の考える「幸福の才能」について記しておこう。私は「あらゆる偶然を必然と感ずる才能」こそが幸福の才能であると考えている。すなわち、自分にはこうしか生きられなかったし、いままでに経験した失敗や挫折はすべて、いまの自分に到達するために必要なことだった。そう感じられたら、やはりそれは幸福な人生といえるのではないだろうか？

アインシュタインは次のようにいった。「人生には、二つの道しかない。一つは、奇跡などまったく存在しないかのように生きること。もう一つは、すべてが奇跡であるかのように生きることだ」。おそらく、後者が幸福に近いのだろう。私の仮説と合わせると、幸福とは「すべてが奇跡であるかのように生き、その過程がことごとく必然だったと思えること」ということになろうか。奇跡は感謝につながるし、必然は自己肯定感をもたらす。努力して得られる境地ではないが、そこをめざすことは不可能ではないはずだ。

幸福感を研究する学問領域に「ポジティブ心理学」がある。人間の幸福度を、心理学や統計学の手法を用いて検討する学問領域だ。こうした研究からも、さまざまな「幸福の法則」が導かれている。

もっとも関心が高いと思われるのは、やはり「幸福とお金」の関係だ。

これまでの研究成果から、富と幸福度には必ずしも相関関係がないことがわかっている。もちろん貧しい状態から収入が増えれば幸福感は増すのだが、ある金額で頭打ちになるというのだ。具体的には、年収が七万五〇〇〇ドルを超えると、それ以上収入が増えても幸福感はほとんど増えない。これを提唱者であるアメリカの経済学者、リチャード・イースタリンにちなんで、「イースタリンの逆説」という。また、宝くじに当たったとしても短期的には幸福感が増すが、長くは持続しないという。これなどは、かなり実感的に理解できる。

質的研究からはこうした数値的な限界は見えてこないが、ここで指摘されていることは、先ほどの項目でいえば「平凡性と反快楽」に近い。食べるに困らないだけの、そこそこの収入があれば、あとは条件次第で人はいくらでも幸福になれる。なかなか希望のもてるデータといえるのではないだろうか。

第十一章

ポジティブ心理学
――幸福からウェルビーイングへ

現代的なポジティブ心理学をつくり上げたセリグマン

前章で私は、偉人や著名人の幸福に関する名言や格言を質的に分析して、いくつかの原則を抽出した。それは「意味と目的」「関係性と利他性」「平凡性と反快楽」「過程性」「いまこ・あるがままの肯定」「末梢性」の六項目であった。これ自体、それなりに納得のいく原則ばかりではあるが、しかし実証的な根拠という点からは十分とはいえない。

幸福については、統計などの量的側面にも考慮した実証研究の分野として「ポジティブ心理学」という学問領域が存在する。これは言葉の正しい意味における「幸福の科学」であり、個人や社会の強みや長所を研究するための学問である。字面からはどうしても自己啓発系の匂いを感じるし、そうした要素が皆無というわけでもないのだが、少なくともさまざまな幸福の心理・社会的条件について、実証的に明らかにしてきたという実績はある。

まずは、こうした実証研究が示してきた「幸福の条件」について見てみよう。いずれも統計的な裏付けがあるものばかりだ。もちろん研究によっては結論が分かれるものもあるが、おおむね合意が得られたものばかりである（イローナ・ボニウェル『ポジティブ心理学が1冊でわかる本』国書刊行会)。

▽ポジティブ感情を頻繁に経験することは重要だが、強烈なポジティブ感情そのものは幸福度にあまり関係がない。

▽幸福には基準点があり、直近の出来事(ポジティブ/ネガティブ含む)に影響されて上下するが、すぐに元の基準点に戻る。

▽幸福に関連する人間性として、以下の特徴が重要だった。人に対する信頼感、感情の安定、コントロール意識、コントロール欲求、忍耐力、緊張しにくさ、自尊心、神経症的傾向の少なさ、社交性、同調性など。

▽以下のことがらは幸福度を上昇させることがわかっている。

・社会的なつながりがあること
・結婚していること
・情熱を傾ける仕事があること
・宗教やスピリチュアリティー
・趣味

・よい睡眠と運動
・社会階級
・主観的な健康
▽幸福度に関係がありそうで、じつはあまり関係がないもの。
・年齢
・外見的魅力
・お金（基本的ニーズが満たされるならば、一定以上の富は幸福度の上昇にそれほど寄与しない）
・性別
・教育レベル
・子供をもつこと（子供の年齢などによって異なる）
・天候のよい地域へ引っ越すこと
・住居
・客観的な健康

こうした実証データは、前章で抽出した幸福の六原則にほぼ当てはまるように見える。しかしポジティブ心理学では、さらに複雑な「幸福の科学」理論を打ち立てようとしている。

現代的なポジティブ心理学をつくり上げたのは、心理学者のマーティン・セリグマンだ。彼は一九九八年、アメリカ心理学会の会長に選出された際、ポジティブ心理学を創設した。セリグマンがこの学問にとって最大の貢献者であることは間違いない。

多少なりとも心理学や精神医学を知る読者なら、「セリグマン」の名前に聞き覚えがあるだろう。そう、かつて彼の名は「学習性無力感」の研究者として広く知られていた。これはセリグマンが一九六〇年代に提唱した理論である。

抵抗や回避の困難なストレスを与えられた犬は、最初は逃れようとするものの、次第に「何をしても意味がない」ということを学習し、逃れようとする努力もしなくなる。これを学習性無力感と呼ぶ。その後、セリグマンは人間に対しても同様の研究を行ない、うつ病の無力感モデルもこれによるとした。長期に及ぶ拉致《らち》監禁や家庭内暴力の被害者、学校でのいじめ、職場でのモラルハラスメントなどが、こうした無力感をもたらしやすい。時には第三者がコントロール不可能な状況に陥っているのを観察することで、無力感を学習することもあるという。私は大学院生時代、ひきこもり状態に伴う無気力のメカニズムとして、この学習性無力感が使えないかを検討したことがある。もっとも、ひきこもり自体は無気力とはやや異なる状態なので、部分的にしか該当しないというのが当時の結論だった。

セリグマンは一九九〇年代以降、楽観主義について発言する機会が増えた。ほとんど一八〇度の方針転換のようにも見えるが、セリグマンによれば、学習性無力感と楽観主義は表裏一体の関係にあるらしい。人間心理のマイナス面は十分に究めたので、プラス面に転じた、ということなのだろうか。

いずれにせよセリグマンは、心理学が問題や病気に注目しすぎている傾向にはうんざりしていた。心理学は、むしろ幸福になるための方法を研究すべきだと考えたのだ。これは本書の冒頭でも紹介した、SOCをはじめとする「健康生成」の考え方にきわめて近い。セリグマン自身はいわゆる「人間性心理学」の流れを汲んでおり、エイブラハム・マズロー（「ポジティブ心理学」の言葉を最初に用いた）やカール・ロジャーズ、エーリッヒ・フロムらの考えを科学的に実証しようとしたのである。

ウェルビーイング理論をかたちづくる五つの要素

セリグマンの著書『ポジティブ心理学の挑戦』（ディスカヴァー・トゥエンティワン）によれ

ば、セリグマン自身も近年、その理論的な枠組みを変化させてきたことがわかる。彼はもともと幸福についての理論を研究していた。その時点では、幸福は三つの要素に分けられていた。すなわち「ポジティブ感情」「エンゲージメント」「意味・意義」である。いずれもたんなる幸福感以上に正確に定義し、測定することが可能である。

しかし、そこには問題もあった。とりわけ重視されていた「人生の満足度」が、じつはその場限りの感情に左右されやすく、判断基準としては価値が低いことがわかったのだ。いわゆる自己啓発系のポジティブ万能主義は、この意味での満足度を一時的に上昇させることは可能なのだが、問題はそれが一元的で持続性に欠けていることだった。

セリグマンは「幸福理論」のこうした問題に気付き、ポジティブ心理学のテーマをたんなる「幸福度」から、「ウェルビーイング」であると考えるようになった。これは「持続的幸福度」というかたちで判断することができる。ウェルビーイングはそれ自体、実態をもたない構成概念であり、測定可能な五つの要素から成り立っている。五つの要素は頭文字を取って「PERMA」とまとめられている。

それぞれについて簡単に説明しておこう。

P＝Positive Emotion（ポジティブ感情）：これは、幸福や喜び、愛情といった肯定的な主観的感情を意味する。

E＝Engagement（エンゲージメント）：何らかの行動や作業に夢中で没頭している状態で、いわゆる「フロー体験」を指す。これについては本章で後述する。

R＝Relationship（関係性）：他者との関係性なしには幸福感は持続できない。少なくともポジティブ心理学ではそのように考える。

M＝Meaning（意味、意義）：自分よりも大きいと信じる存在に属して仕えること。

A＝Achievement（達成）：何かを成し遂げることだが、ここには「達成のための達成」が含まれており、必ずしも社会的成功に結び付けられる必要はない。

PERMAのそれぞれの要素は、前章で抽出された六つの要素と、かなりの部分が重なり合っている。これらの要素は、セリグマンの表現を用いるならば、「そのもののよさのために」追求される傾向がある。別の言い方をするならば、どの要素もほかの要素を得るための「手段」というよりは、その要素自体が自己目的化する傾向がある、ということになる。

ここで再度、「幸福理論」と「ウェルビーイング理論」を比較してみよう。

ウェルビーイング理論の五つの構成要素には、主観的側面と客観的側面の両面が存在する。主観的側面に比重のかかった幸福理論とはここが異なる。前章で検討したように、幸福感そのものはきわめて主観的に決定付けられる。しかし、持続可能性という点を重視するなら、客観的側面、言い換えるなら現実的な基盤を無視するわけにはいかない。この意味で一元的な幸福理論に対し、ウェルビーイング理論は多元的であるといいうるのだ。セリグマンは「人生の選択は、これら五つの要素（PERMAのこと）すべてを最大化することで決まる」と述べている。

この多元性がきわめて重要な意味をもつのは、ここにこそ倫理性の要素が含まれる可能性があるからだ。本書で折に触れて指摘してきたように、個人的な健康度や幸福度の追求は、しばしば他者を排除し、時に社会にとって有害なものとなりうる（〝健康な独裁者〟の例）。セリグマンによるウェルビーイング理論の優れたところは、幸福度に客観的指標を導入することで、そこに他者への配慮が含まれるように設定を変更したところだ。

セリグマンが指摘するように、人類の目的が個人の幸福を最大化することであったならば、人類はとうに滅亡していただろう。たとえばウェルビーイングに意味と関係性が含まれることで、「子育て」や「親の介護」が、（つねにではないにしても）時に幸福度を上げるということが説明可能となる。

倫理性に関連していえば、ウェルビーイングを支える要素の客観性こそが、多様性の倫理を担保している点も重要である。どういうことだろうか。セリグマンも例示するように、もし人生の目的が主観的な幸福度の一元的な追求ならば、幸福度を高めるような精神作用物質を合成してそれを全人類が服用することで人類の究極目標が達成できることになる。そう、ちょうどオルダス・ハクスリーの小説『すばらしい新世界』において、全体主義的な政府が「ソーマ」と呼ばれる薬品で人々の幸福を増進させようとしたように。

しかし人類の目的、ないし公共政策の目標を「ウェルビーイング」に設定すれば、主観的のみならず客観的な指標のもとで、多様で持続的な幸福の追求が可能となるだろう。また、ウェルビーイングの達成度に基づいて、各国の政策を比較検討することも容易になる。

セリグマンはPERMAの根底にあるものを「強み（徳性）」と想定し、促進力としては「レジリエンス」に注目する。これらについては次章で解説するとして、ここで「エンゲージメント」についてやや詳しく解説を試みたい。前章で述べた六項目のなかでは、「過程性」と部分的には「いまここ・あるがままの肯定」に関連する要素だが、もう少し独立した内容を含んでいるためだ。

エンゲージメントとは「フロー体験」のことを指す

エンゲージメントは「フロー体験」を指している。フロー体験とは、目前の行動や作業に完全に没頭し、精力的に集中している状態を指す言葉で、アメリカの心理学者、ミハイ・チクセントミハイによって一九九〇年代に提唱された(『フロー体験 喜びの現象学』世界思想社)。同じ状態をZONE《ゾーン》とかピークエクスペリエンスと呼ぶこともある。

こうした経験は、スポーツ選手やロッククライマー、外科医や作曲家、俳優や歌手などがしばしば経験するとされている。もちろんこれに限らず、多くのプロフェッショナルが同様の体験をしているであろうことは想像に難くない。またチクセントミハイは、フロー体験の講義スライドに井深大《まさる》による「ソニーの設立趣意書」の第一条「真面目なる技術者の技能を、最高度に発揮せしむべき自由闊達にして愉快なる理想工場の建設」をしばしば引用する。「自由闊達にして愉快なる」の箇所こそは「フローに入るコツ」であるからだ。

このほかにもいくつか、彼が述べている例を見てみよう(「TED《テド》:Technology Entertainment Design」講演録より)。

一九七〇年代にアメリカで活躍した著名な作曲家の例。作曲がうまくいっているとき、彼は「忘我の状態」に至るという。作曲家は、楽譜を書き込むための紙がありさえすれば、これまで存在したことのない音の組み合わせを創造できる。そのとき彼は、別の現実に入り込んでいる。それは非常に強烈な経験で、あたかも自分は存在しないかのように感じるという。体の感覚や家庭での問題を気にする注意力は残っていないので、空腹や疲れも感じない。彼は、まるで自分の手が勝手に動いているようだという。

ここで僭越《せんえつ》ながら私自身の経験を述べさせてもらうなら、私がときおり「フロー」に入る状況が二種類ある。一つは診察中、つまり患者と面接している場合である。患者の心情が手に取るようにわかり、こちらのいいたいことが的確に伝わる感覚がある。何より特徴的なのは、患者のどんな問いかけに対しても、ぴったりの（と私自身には感じられる）言葉がどこからともなく自然に浮かんでくるのだ。この瞬間、心理学や精神医学の知識や理論などはいっさい意識にない。

もう一つの場面は執筆作業である。原稿を書いていてZONEに入ると、脳内が活性化されて「自由な混沌《こんとん》」状態となる。さらに原稿の核となるアイディアがどこからともなく「降りて」くる。ここから先は一気呵成《かせい》である。お筆先《ふでさき》とまではいわないが、自分が書いているというよりもアイディアが勝手に文章化されていくような感覚に陥るほどだ。残念なのは、そういうZONEはそうそう滅多には訪れてくれないということで、意図的にやろうとしてもなかなかうまくいかないことが多い。

チクセントミハイが見出した「フロー」の条件

チクセントミハイはこうした体験の事例を数多く蒐集《しゅうしゅう》し、そこにいくつかの共通する項目があることに気付いた。彼によれば、フロー体験の構成要素は以下の八つであるという。

▽ゴールが明確で、進捗《しんちょく》が即座にわかること……運動競技などでは、この条件が満たされやすい。進捗も勝敗というかたちで把握しやすい。

▽専念と集中、注意力の限定された分野への高度な集中……ほかの刺激に惑わされず、目の前の作業に一〇〇%没頭した状態。

▽活動と意識の融合が起こる……フローに入ったギター奏者は楽器と一体となり、音楽そのものとなる。その際の指の動きはあたかも自動的で、なんら意識的な努力なしになされて

いるように見える。

▽自己の認識や自意識の喪失……自分という意識がなくなってしまう。しかしフロー体験後には自意識が強められ、以前よりも自分が大きな存在になったように感じられる。

▽時間感覚の歪み……フローに入っているときの時間は、多くの場合、予想よりもかなり速く感じられるが、逆にゆっくりと感じられる場合もある。

▽状況や活動を自分でコントロールしている感覚がある……状況全体を確実に制御下に置いている確信があり、失敗をまったく恐れなくなる。

▽行動そのものに本質的な価値を見出している……その行動自体が目的であり、自己目的化している。他の理由があるかのようにいう場合もあるが、多くの場合は口実にすぎない。

▽能力の水準と課題の難易度とのバランス……これはかなり重要なポイントである。フローが起こる条件として、われわれのスキルを試すような課題が設定されており、われわれのスキルや能力がその課題に見合ったレベルにあることが望ましい。課題とスキルの両方が高いレベルで、限界まで力を出す状況が必要ということになる。もしも課題がスキルを大幅に上回っていたら、不安やストレスに圧倒されてしまうだろう。逆にスキルが課題を上回っていたら、集中よりも退屈さが生じてしまうだろう。いずれの場合もフローには至ら

ない。

フローを経験するために、これらの要素がすべて必要というわけではない。再び私の経験に戻るなら、さすがに「活動と意識の融合」という境地は未経験だ。執筆作業でいえば、これはPCのキーボードと自意識が一体化したような状況だろうが、まだそこまでの経験はない。ただし、自意識が希薄になるのは確かで、フロー執筆の状態では、普段よりも内省しなくなる。僭越な表現で恐縮だが、自分の考えを書いているというよりは、それしかありえないような事実や真実をわかりやすい表現に落とし込む作業をしている、という感覚に近い。異論反論を思い浮かべつつ書くこともあるが、自意識は淡々としたままである。

時間感覚は私の場合、むしろゆっくりになる。いわゆる「クロックアップ」のような状態だ。これはテレビドラマ『仮面ライダーカブト』や漫画『オメガトライブ』(玉井雪雄／小学館)で描かれるような、脳の処理速度を上げて行動が加速されたような状況を指している。通常よりも時間がゆっくりに感じられ、短時間でかなり大量の文章を書いてしまうこともある。この状態で書いた文章については「他人がどう読むか」はあまり気にならない。自己評価は客観評価に一致しているという、これも一種のコントロール感覚があるからだ。

しかし、何といっても私にとって重要なのは、課題とスキルのバランスである。チクセントミハイの理論に不満があるとすれば、人間は課題に挑む際に、おのれのスキルのレベルをいちいち判定などしないし、できない、という点だろうか。

私は副業として小説や漫画、映画などの批評を依頼されることがよくあるが、依頼の時点で何を書くかがイメージできることはほとんどない。それどころか、実際に書きはじめてみないと、どんな結論になるのか、それすらわからないことも多い。その際、重要なのは、対象となる作品について「学習」し、援用可能な理論を「学習」したうえで、書き進めつつアイディアが降ってくるのをひたすら待つ、という過程である。

学習はともかく、核となるアイディアが生まれるかどうかについては何ら保証がない。それだけに、「これしかない」というアイディアの核さえつかめれば、あとはフローに入って一気に書ける。ある意味、論旨や結論が見えすぎている学術論文が不得手なのは、論文作成作業はフローに入りにくいということもあるのだろう。

これはなかなか書きづらいことなのだが、私にとってかなり確実にフローのスイッチが入る条件の一つに「締め切り」がある。問題は、本来の締め切りをとっくに過ぎて、あと数時間で校了するという段階でスイッチが入ることがいちばん多い、ということだ。編集者の方にはなんとも申し訳ない体質だが、これ以外の手法でフローに入る手法を見つけることが、目下私にとって最大の課題でもある。

「フロー体験」と依存症、中毒は区別すべし

フロー体験で興味深いのは、どんな行動がフローに結び付くかについて、文化的な違いが大きいという点だ。

ほとんどの文化圏において、家事やテレビの視聴はフローにつながらない。しかしロマの人々は、子育てでしばしばフローを体験するという。また伝統的、あるいは前近代的な生活を送る人々は、家事にフローを感じるが、先進諸国ではそれはまれである。レジャーはフロー体験をもたらしやすいが、イランではそれは起こりにくい。このあたりは宗教的な儀式や儀礼などにも該当しそうなところではある。

私にとって位置付けが難しいのはネットの視聴だ。動画サイトなるものが紹介されたばかりのころ、ご多分に漏れず私も熱中してしまい、気が付いたら休日のほとんどをＰＣの前で過ごしていたことがある。時間の感覚は歪んでいたようだが、これはフローだったのか。し

かし、動画サイト視聴はこちらがコントロールする余地はほとんどないし、そこに高い価値を見出しているわけでもない。もちろん視聴を終えたあとの空虚感もハンパない。自分を高めるどころか幸福度を下げるという意味では、フローの名に値しないと私は考える。

チクセントミハイもフローの問題点については指摘している。ギャンブルがそれに近い感覚をもたらすことはありうるとしても、それは依存症と紙一重だ。そうなると視野狭窄《きょうさく》に陥ってしまい、適切なコントロールも利かなくなる。ギャンブルに限った話ではない。家庭を顧みない仕事中毒といった問題もある。

ただ私個人は、フロー体験と依存症はやはり区別すべきではないかと考えている。依存症や中毒は、はまっている本人はその行為に「価値」や「目的」を見出していないし、コントロールもできていない。また、はまることの帰結を考えないのは、問題の否認にすぎない。何よりそうした体験は、直後には空虚感と後悔を、また長期的には不幸をもたらす。

その意味で私はフロー体験にも倫理的側面はあると考えているのだが、これを含めた幸福と倫理の関係については、次章で詳しく検討しよう。

第十二章

「健康」と「幸福」の関係に潜むパラドクス

セリグマンが問題にするのは「幸福の永続性」

前章で触れたポジティブ心理学の領域はきわめて広大だ。幸福になるための方法論として、その成果が実証済みのものだけでも数多く存在する。

ポジティブ心理学の信頼できる点は、それが悪い意味での「自己啓発」とは一線を画している――ように思われる――点である。自己啓発セミナーが典型だが、個人に強力なストレスを与えて自尊心を粉々に打ち砕き、そこに新しい信念（カルトな宗教とかマルチ商法とか）を刷り込んでしまうという手法は一種の洗脳にほかならず、このタイプの介入は一時的かつ強力な幸福感をもたらす半面、長期的には強い喪失感、抑うつ気分、希死念慮（自殺願望とは異なり、漠然と死を願う状態）をもたらす。そうした事例を私は数多く知っている。だからカルトの勧誘者に対してはこう答えるとよい。「いまから十年後、あなたとあなたの周りの人がほんとうに幸せになっているように見えたら、検討してあげてもいいよ」と。

ポジティブ心理学の提唱者の一人であるセリグマンは、「幸福の永続性」を問題にする。彼によれば、人々を幸せにする介入手法は一二〇ほどもあり、その多くはマニュアル化されていて有効性のエビデンスもあるのだという。もちろんそこには共通項や重複があったりするし、本書の目的は幸福（≒健康）のマニュアルをたんに紹介することではないので、そのいちいちについては触れない。幸いセリグマンは、幸福を三つに分類したうえで、おおよその方向をわれわれに指し示してくれている（「TED」講演録より）。

セリグマンによれば、幸福には三つのタイプがあり、それぞれのレシピは異なっているため、どれか特定のものをめざすことが可能になるという。具体的には、

①快楽の人生（可能なかぎり多くの快楽を、可能なかぎり多くのポジティブ感情とともに味わうことをめざす人生）
②夢中を追求する人生
③意味のある人生

ありがちな誤解としては、ポジティブ心理学が①をめざしているというものがある。しかし、セリグマンによれば、①だけを幸福の指標とすることは間違いだ。まず、ポジティブ感情は遺伝性で、努力や介入で変えられる範囲がきわめて限られている。また、ポジティブ感

情には慣れが生じる。最初の高い幸福感や快楽は、慣れによって急速に減衰し、それを永続化させる手段はない。しかしもちろん、幸福とは快楽のみを意味しない。

②の「夢中」とは、前章で述べた「フロー体験」を意味している。スポーツでもゲームでも、あるいは手術や原稿執筆でもいいが、何らかの行為に夢中で没頭しているとき、そこには通常の意味での快楽はない。快楽は思考と感覚によってモニターできるが、フローが起きているときは何も感じない。真の没頭が起きているときは、周囲の風景がモノクロになり、無関係なノイズはシャットアウトされ、時間は停止する。セリグマンはスーパーのレジ係のパートをしていた女子学生のエピソードを紹介している。彼女は自分の仕事を嫌っていたが、自分の強みである社会的知性を活かすべく、仕事のやり方を変えることにした。笑顔を増やすといった単純なことではない。「もっと没頭する」ことを心がけたのだ。

③の「意味のある人生」が①や②と異なっているのは、社会性や倫理性との関連が深い点である。いうまでもなく③は、もっとも尊敬される幸福といいうるだろう。ただし尊敬は結果であって、幸福の原因ではない。自分より大きな存在や目的のために、自分のもてる能力を捧げること。もちろんそこに①や②の幸福が付随することもありうるが、それは必須でも必然でもない。

①〜③の幸福のうち、最終的に人生の満足度を高めてくれるのはどれか。セリグマンらは大規模な介入研究と追跡調査の結果を統計学的に解析した。
たとえば①や②の幸福を増大するための介入としては、
▽集中したり没頭したりする能力を高め、素晴らしい一日をつくり上げるという課題を与える。次の土曜日に、いつも気にしていることは脇に置いて、心を充実させ、快楽のある素晴らしい一日にしてもらう。
▽「感謝の訪問」。いままで自分の人生をよい方向に導いてくれたけれども、十分なお礼ができていない人を思い浮かべ、その人に対して三〇〇語の感謝状を書いて、理由をいわずに彼を訪ね、感謝状を読む。誰もがこのときに涙を流す。
▽「強みのデート」。カップルのそれぞれのいちばんの強みを調べ、二人の強みを活かせる一晩を計画する。
こうした介入を試みながら、数千というサンプルサイズの対象者について研究を続けた結果、驚くべきことがわかった。

①の「快楽」は、人生の満足にほとんど関係がなかった。もっとも強い満足感をもたらしたのは③の「意味」であり、②の「夢中」がこれに続いていた。

そうだとすれば、最大の満足は①〜③のすべての幸福が実現された場合ということになる。それは三つの総和以上の大きな満足度をもたらすという。

「幸福の基本条件」までは科学的に実現できるが……

この結果はたしかに驚くべき側面をもっているが、後知恵として考える分には当然といえなくもない。①②③には、たんなる種類の違いのみならず、本質的ともいえる違いがあるからだ。セリグマンがそう述べているわけではないが、①∧②∧③の順番で、その人固有の要因が多くを占めるようになっている。

どういうことだろうか。①の幸福度を高めるための介入方法は、汎用性が高い。つまり「感謝の訪問」や「強みのデート」といった介入は、万人の幸福度を一定程度上昇させてくれる可能性がある。しかし②になってくると、その個人が何に没頭しようと考え、また実際に没頭可能かどうかは、個人の資質に左右される部分が大きいだろう。

③の「意味」に至っては、いわずもがなである。ある程度までは慈善活動への参加などでシミュレートできるにせよ、その個人がどんな活動に意味を感じるかについては、きわめて個人的な問題であり、一般的な心理学的介入の手法で与えられるものではない。たとえば「趣味をもつほうが人生は楽しくなる」とわかってはいても、個人の趣味については他人からの助言がほとんど役に立たない。同じ行為であっても、助言や指示による場合より、自発的になされる場合のほうがはるかに有意義に感じられる。「意味」にはこうした「自発性」を含む固有性の問題が必ず関与するため、「幸福の科学」には限界があるのだ。

このほか予想されうる批判として、③を無条件に肯定することの危うさが挙げられるだろう。端的にいえば「他者を支配すること」や「殺人」に「意味」を見出してしまったら、その幸福は道義的に問題があるのではないか、ということだ。しかし私自身は、この点についてはあまり心配していない。「意味」とは多かれ少なかれ社会的に形成されるものであり、その本質には倫理的契機があるということ。逆に、いびつな価値判断によって倫理的ではない行為に意味を見出してしまっている場合、そうした意味はまさに社会からの批判によって不安定化しやすいということもある。「意味」とはあくまでも個人と社会をつなぐ「意味」であり、そうである以上は社会からの承認が欠かせない。

問題があるとすれば①②のほうで、これらの幸福はいずれも「不道徳」さを排除するものではない。反社会的行為に快楽を感じ、没頭してしまう事例は少なくないからだ。女子高生の制服を盗んで逮捕されたお笑い芸人がいたが、彼が①②の意味での幸福を追求していなかった、とはいえないだろう。

セリグマンの学説に依拠するならば、われわれは「幸福の基本条件」までは科学的に実現できる。①については完全に、②については部分的に。しかし①が十分に実現されれば、②の達成はさらに容易になるだろうし、そこまででもたらされた幸福（≠健康）のもとで、③への道筋が開かれる可能性もある。しかし③の実現にほんとうに①②が必須かといえば、そうではない。後述するように、①を排除してこそ③が実現する場合もある。そうなると話はもはや、単純ではなくなる。

健康と幸福を媒介する「マインドフルネス」

健康は幸福の必要条件かもしれないが、十分条件ではない。いや、健康が幸福の必要条件とも言い切れない可能性すらある。そうだとすれば、時にわれわれは「健康か幸福か」という選択に迫られる場面を経験することもありうる。たとえば、ある事業なり研究なりを、病を押してでもやり遂げなければならないといった場面が想定される。この場合、はたしてわれわれはつねに「幸福（事業の完成）」を選択するだろうか。そうではない人が多数派だからこそ、こうした場面で「幸福」を選ぶことが〝美談〟になるのではないか。ここに健康をめぐる一つの逆説が存在する。

ややこしいのは、ここでいう健康が、身体的健康と精神的健康の両方の要素を含んでいるからだ。先に述べた例は身体的健康と幸福度が一致しない例だが、精神的健康に限ってみればどうだろうか。ちなみに本書における「健康」、あるいは「ＳＯＣ」や「レジリエンス」などの言葉は、主として精神的健康の意味で述べられてきた。これらは身体的健康よりは、幸福度とのあいだに矛盾が小さいのではないかと予想される。癌で亡くなったが充実した人生というものはありえても、うつ病で自殺したが幸せな人生という表現はイメージしにくい。これは少なくとも精神病によって、幸福や充実を認識しうる主体の座が侵されるという考えが根強いからだろう。

ならば、うつ病に罹患したらほんとうに幸福はありえないかという問いには、じつは明快には答えられない。自死を決意した人は、その直前にきわめて明晰《めいせき》で平静な気分を回復することがあるという（複数の精神科医がそう記している）。その瞬間に「自分に与えられた生は全うした」という感覚はありえないのか。誰もそれを断定的には語れないだろう。あるいは当事者ですらも。

ここで、健康と幸福を媒介する手法として、「マインドフルネス」について触れておきたい。マインドフルネスは、現在は精神療法、つまり治療の一手段として認識されている。病気からの改善をめざすという意味では、健康生成とは無関係に見えるかもしれない。あるいはポジティブ心理学の側からは、やはり治療という意味で「ネガティブ心理学」と捉えられる可能性もある。

マインドフルネスの発想は、仏教に由来する。テーラワーダ仏教（初期仏教・上座仏教）におけるヴィパッサナー瞑想の要素の一つであるサティ（「気付き」とも訳される）の英訳が、マインドフルネスである。サティとは「今の瞬間の現実に常に気づきを向け、その現実をあるがままに知覚し、それに対する思考や感情には捉われないでいる心の持ち方、存在の有様」とされる（熊野宏昭『新世代の認知行動療法』日本評論社）。

この考えを応用してジョン・カバットジンがＭＢＳＲ（マインドフルネスストレス低減法）を開発し、これがアメリカでの大ブームを引き起こした。ブームは、セラピーの領域を超えて、ビジネスマンの自己啓発などにも応用されつつあるという。本来は仏教の修行僧が「我執」を除去するために行なっていた瞑想法が、欲望の徹底追求のために援用されているという逆説は、ありがちなアメリカ的アイロニーにはちがいない。

仏教由来？　瞑想？　なにかうさんくさいと感じた方は少なくないだろう。新手のカルトか、せいぜい代替療法ではないかと思われても不思議ではない。しかし実際には、マインドフルネスの考え方は、アメリカの精神医療のメインストリームにおいて受容されている。少なくとも二〇〇〇年代後半から、マインドフルネスを治療に用いたと報告する文献の数が急速に増加しており、ここ数年は五〇〇件近い論文がこのテーマで発表されている。これは紛れもない事実であり、ここからさらに新しい精神療法の流派が生まれつつあるほどだ。

提唱者のカバットジンは次のように述べている（ジョン・カバットジン『マインドフルネスストレス低減法』北大路書房）。

「マインドフルネス瞑想法」は、〝注意集中力〟を高めるためのトレーニングを体系的に組み立てたものです。これは、アジアの仏教にルーツを持つ瞑想の一つの形式を基本としています。注意を集中するということは、〝一つひとつの瞬間に意識を向ける〟という単純な方法です。この力は、今まではまったく意識していなかったことに、意識的に注意をはらうことによって高まってきます。つまり、「マインドフルネス瞑想法」は、リラクセーション（緊張がゆるみ、安らいでいる状態）や注意力、意識、洞察力をもたらす潜在的な能力を活かして、自分の人生を上手に管理する新しい力を開発するための体系的な方法なのです。

マインドフルネスの定義を補足しておこう。「一瞬一瞬の体験に意図的に注意を向けつづけること」。「いまの瞬間の体験に対して心を開き、好奇心をもって、アクセプトする（そのままにしておく）こと」。「結果的に、思考や感情に対して脱中心化した視点を獲得し、主観的で一過性という『心』の性質を見極めること」。

ここで「脱中心化」というのは、意識をあえて末梢（瞬間的な体験）へ遠心的に差し向けることで、中枢たる自我から派生する自意識過剰めいた悪循環を解除することをイメージしてもらいたい。ちょっとでも精神療法の歴史を知っていれば、こういう記述には見覚えがあるだろう。そう、同じく仏教にルーツをもつ「森田療法」の発想にきわめて近いのである。

仏教由来のマインドフルネスが、アメリカでブームを引き起こす一方、日本ではそれほどでもないのは不思議にも思えるが、すでに同様のものが存在したという事情も無関係ではないのかもしれない。

以上述べてきたことからもわかるとおり、マインドフルネスそのものは、何らかの特定の疾患や障碍を治すためのものではない。多くの精神障碍に改善をもたらすとされるが、何でも治るという強力な効果はない。その代わり、精神障碍の有無にかかわらず、患者以外の人でもマインドフルネス瞑想によって健康度や幸福度を高めることは可能とされている。つまり、従来の治療が、「病からの回復」という体験を通じて間接的に幸福度に貢献しているとすれば、マインドフルネスは、それ自体が幸福度を直接的に上げる力をもっているということになる。だから見方を変えれば、因果関係は逆かもしれないのだ。その人の幸福度を上げることによって、結果的に治癒を呼び寄せるという意味で。

仏教こそエビデンスに基づく真の「幸福の科学」？

私は精神科医として、マインドフルネスの有効性は信頼できると考えている。そもそも原始仏教そのものが、宗教というよりは、いかにして煩悩を捨てて苦悩から解放されるかという思想体系なのであって、これだけ歴史の風雪に耐えてきた思想が有効でないわけはない。ここで「苦悩からの解放」を「幸福」に置き換えるなら、仏教こそはエビデンスに基づいた正しい意味での「幸福の科学」かもしれないのだ。

とはいえ、私はなにも最終章でマインドフルネスの宣伝がしたいわけではない。マインドフルネスに関する研究の広がりが、ある興味深い事実を浮き彫りにしていることを述べておきたいのだ。

マインドフルネスの提唱者カバットジンと共同研究を行なっているサラ・ラザーらは、瞑想トレーニングの結果として、「後部帯状回《たいじょうかい》や側頭—頭頂接合部位、および小脳などの脳部位で灰白質の容量が増加している」と報告している。彼女たちのチームは、脳磁計やfMRI（磁気共鳴機能画像法）を用いた研究で、瞑想が不安を解消するメカニズムを解明しつつあるという。

またイェール大学のジャドソン・ブリューワーらもfMRIを用いた研究で、「熟練した瞑想家の瞑想中の主観的体験（たとえば、対象を選定しない気づきや慈愛、あるいは集中の各瞑想体験）の相違によってデフォルト・モード・ネットワーク（DMN）と呼ばれる自己認識や見当識《けんとうしき》に関連する脳領域の活動に相違があること」を報告した。

第六章でも述べたが、ＤＭＮとは注意を要する作業を行なっているときよりも、何もしないで安静にしているときに活性化する脳の領域のことだ。自動車のアイドリングのように、走行していないときでも活動を準備しているような部位。脳の前頭葉内側部、頭頂葉内側部などの複数の脳領域がこのネットワークに含まれると推定されている。

近年、ＤＭＮは、空想や記憶の想起、自己モニタリング、他者の心の推定など、さまざまな内的思考に関わっていることがわかってきた。ひょっとするとフロイトのいう無意識の活動にも関わりが深い可能性もある。

ややこしいことを述べてきたが、つまりはこういうことだ。ＤＭＮは人間の活動に深いレベルで影響している重要なネットワークであり、マインドフルネスはこの領域を活性化するうえで役に立つ。ここから連想をたくましくすれば、ＤＭＮは人間の健康度を幸福度に接続するうえで重要な意味をもつ回路、という言い方も可能かもしれない。ならば、と脳科学者は考えるだろう。瞑想などという迂遠《うえん》な手続きを踏まずとも、何らかの電気刺激でＤＭＮを直接に刺激してやれば済む話ではないか、と。

私はそのことをただちに否定はしない。ただ、やはりそれでは健康も幸福も達成されないと考える。現時点ではＤＭＮの活動と幸福度との因果関係は何もわかっていない。仮に幸福度が高い人ではDMNが活性化しているという事実があるとしても、その逆、すなわちDMNの活性化が幸福度につながるとは限らないからだ。おそらく重要なことは活性化に至るまでのプロセスのほうであって、その意味では前に述べた「ソーマ」(『素晴らしい新世界』での快楽物質)が人を幸福にしないことと同じである。

過程としての健康を求め、状態としての幸福を享受せよ

最終章に至って、一つ気づいたことがある。私たちは幸福については雄弁に語る。病気についてもお喋りになる。しかし私たちは、健康についてはほとんど語らない。いや、もっと正確にいえば、私たちは健康法やサプリで「健康になること」は好んで語るが、「健康であること」については語らない。これはなぜなのだろうか。

中井久夫氏は戦争と平和についてこう書いている。戦争は「過程」であり、平和は「状態」である、と(『戦争と平和　ある観察』人文書院)。これは「なぜ平和が維持しにくいのか」ということの説明として、非常に説得力がある。

中井氏によれば戦争とは、始まりと終わりがある「期限付きのプロセス」だ。「勝利のた

め」という一点に気持ちを集中させやすく、それ以外のことは単純化されやすい。プロセスには目的、意義、そして戦略がある。好戦的な人の言葉が説得性を帯びやすいのは、プロセスのほうがとにかく語りやすいためである。

一方で、平和は「状態」だ。輪郭もなく、曖昧で、目的があるともないともいえない。なぜ平和がよいのかと尋ねられても「だって平和のほうがいいに決まっているでしょう」というトートロジーになってしまう。平和主義者の言葉が、概して曖昧で説得力に乏しく思われるのは、そのためもある。

ここで「戦争」を「幸福」、「平和」を「健康」に置き換えてみよう。すなわち幸福は過程であり、健康は状態である、と。すでに私たちは第十章で、幸福に関するおびただしい箴言を見てきた。これに比べれば、健康に関する箴言などなきに等しい。

つまり、幸福は過程であるがゆえに雄弁に語られうるが、健康は状態であるがゆえに語る言葉に乏しいのである。別の言い方をするなら、幸福は過程だからこそ「上限」がなく、健康は状態だからこそ定常状態がある。「世界一幸せです！」という言い回しと同じニュアンスで「世界一健康です！」と宣言する人はまずいまい。

私たちが自らの健康にすらしばしば無関心になるのは、それが「平和」と同様の定常状態と感じているからだ。だから健康は幸福以上に、「失って初めてその価値に気付く」ものなのである。

本書で紹介してきた「ＳＯＣ」や「レジリエンス」などの概念は、健康を生成するものとして再定義し、「過程」として語りうる概念にするための試みとも考えられる。ＱＯＬ概念の導入は、健康を比較可能な概念に近付け、際限なく上昇しうるものと見なすことも可能になった。

これまでしばしば述べてきた逆説は、「幸福」の追求が（しばしば「快楽」の追求と混同されることで）必ずしも「健康」をもたらしはしない、というものだった。しかし、もし「幸福」を状態のように語ることが可能になれば、健康との両立が可能になるだろう。

ポジティブ心理学の教えは、幸福から快楽追求の要素を除外し、安定した感情と関係性、さらに意味によって裏付けられた主観的「状態」として位置付けようとする。そのように明記されているわけではないが、幸福の主観性を重視することで「比較」の発想を排除し、上限のある定常状態として記述しようという意図が垣間見える。幸福を「過程」として捉えるかぎりは、それは決して安定的な所有物たりえないが、「状態」として捉えることで、誰もが手に入れられるものとなる。

過程としての健康を求め、状態としての幸福を享受する。この姿勢こそが、健康と幸福のもっとも安定した関係といえるのではないか。この提言をもって本書の結論としたいところだが、最後に幸福にまつわる一つのエピソードを紹介しておきたい。

高群逸枝の「幸福」に宿る繊細で複雑な味わい

幸福といえば私はいつも、高群逸枝《たかむれいつえ》のことを思い出す。詩人にして民俗学者であった彼女は、日本の「女性史学」の創設者として知られる。

彼女は三十七歳にして在野の女性史研究者を志し、世田谷区の雑木林に建てた自宅兼研究所に夫の憲三とともにひきこもる。憲三は「私はあなたの下僕となり、よい後援者になる。生活は保障するので女性史の体系化に取り組もう」と提案、逸枝が「私の希望は有名な学者になることではなく、生涯無名の一坑夫になることなの。前途はひどく暗く、貧苦と病苦がともなうだけ」と答えると、憲三は「いいよ、二人でやろう」と告げた（高群逸枝『火の国の女の日記』理論社）。

以後、逸枝はそれまでの文名を捨て、憲三と二人で文字どおりゼロから出発する。「門外不出」「面会謝絶」「最低十時間以上は勉強する」という鉄の掟《おきて》を自らに課して女性史研究を進め、『母系制の研究』や『招婿婚《しょうせいこん》の研究』などの業績を残した。晩年、癌に罹患した逸枝を憲三は献身的に看病した。

死の直前の夫妻の会話を引用する。

「『私はあなたによって救われてここまできました。無にひとしい私をよく愛してくれました。感謝します』（憲三）『われわれはほんとうにしあわせでしたね』（逸枝）『われわれはほんとうにしあわせでした』（憲三）と力をいれてこたえ、さらに顔を近づけて私が、『……』というと、彼女ははっきりうなずいて、『そうです』といった。彼女は心からそれをゆるし、そしてよろこんでいるのだった。いまこそわれわれ一体になったのだ」

「一九六四（昭和三十九）年六月七日午後十時四十五分、逸枝の生命は燃え尽きた。連絡でかけつけた憲三は妻・逸枝の髪をなでやわらかい頭をかかえてくちびるを合わせた。翌日、その遺体は平塚らいてうらによって見送られた。憲三は夫婦の愛の結晶ともいうべき『高群逸枝全集（全十巻）』（理論社）を完成させて、昭和五十一年五月、七十九歳でなくなった」（前坂俊之「『女性学』を切り開いた稀有の高群逸枝夫妻」『國文學：解釈と教材の研究』學燈社、二〇〇九年四月号）。

孤立と貧窮、禁欲と病苦など、およそポジティブ心理学の視点からは多くの幸福の条件が欠けているように見えながら、至高の「意味」が二人を支えていた。たった二人で女性史を切り拓くという意味が。

高群の業績にはさまざまな学問的疑問が呈されているし、彼ら二人の対話を、ついに世俗的評価を得られなかった夫婦の負け惜しみと読む解釈もありうるだろう。ただ、それでも彼らが幸福であったこと、その精神が健康であったことには疑う余地がないと私は考える。夫婦であれ親子であれ、ひきこもった二者が健康で幸福な関係を維持することがいかに希有なことか。おそらくポジティブ心理学は、「パートナーの存在」と「意味」からしか彼らの幸福を説明できない。高群夫妻における「幸福」の、繊細かつ複雑な味わいに届いたところから、新たな健康と幸福の生成学が拓かれていくのかもしれない。

おわりに

本書は「健康は生成する」というタイトルで、雑誌『Ｖｏｉｃｅ』に二〇一五年四月号から二〇一六年三月号まで掲載された連載を、加筆修正して一冊にまとめたものである。「はじめに」にも記したが、まさか私が「健康」について書くことになろうとは、夢にも思っていなかった。私は、臨床はともかく批評の文脈ではしばしばラカン派の考え方を参照してきた人間である。ラカン派には「人はみな神経症」、詳しくいえば「人間は構造的に、神経症者、精神病者、倒錯者のいずれかに区分される」という命題がある。この立場からすれば「健康」など、薄っぺらい幻想にすぎない。

しかし、健康生成概念を学ぶにつれて、ラカン派の「健康」観なるもの自体が、かつての「病気ではない」というタイプの旧態依然のものではないかという疑いが兆してきたのである。

もとより私は「健康生成」の専門家ではない。本書の元となった連載中も、学びながらの執筆となった。「専門家」からすれば噴飯物の議論もあったかもしれないが、そもそもＳＯ

Cやレジリエンスという概念自体が、いまだ確立された学問領域として成立しているとはいい難い。そうした現状にあっては、私のような門外漢の乱入にもなんらかの意義はあると考えたのだ。

私に有利な点があったとすれば、それはまさにラカン派の視点をとりうることによって、「健康」概念に対していつでも懐疑的な姿勢に戻りうるということだった。独裁者のレジリエンスが一つの極端な例だが、健康と倫理性は一義的には一致しない。むしろ、しばしば矛盾する。ラカン派が必ずしも「治癒」や「健康」を理想としないのは、彼らが第一に欲望の倫理性を重視するためであろう。

実際、「健康」を価値観の最上位と考えてしまう立場は、しばしばオカルトやニューサイエンスに接近することになる。いわゆる自己啓発系のコミュニティにも、その種の「うさんくささ」が付きまとう。SOCやレジリエンス周辺にも、そうした気配が皆無というわけではない。健康や幸福の無批判な称揚には、つねにそうした陥穽《かんせい》が潜んでいる。

つまり「健康＝幻想」という見方は、必ずしも間違いではない。問題は、幻想であるから価値が低い、とは限らない点である。ラカン派はしばしば、幻想を自己愛的な症状として低く見る傾向がある。しかし私は、幻想には少なくとも治療的な意義があると考えているし、それを「物語」や「ナラティブ」と言い換えるなら、倫理的な意義を読み込むことも決して不可能ではない。

最終章で私は「状態としての健康」と「過程としての幸福」という考え方について触れている。この視点は、健康について分析するための、新たな視点たりうるかもしれない。どういうことだろうか。

ラカン派が健康を幻想と見なすのは、それが静的な満足感に直結していると誤解されているためもあるだろう。つまり「健康」という幻想は、欲望に上限をもたらすものと考えられているのだ。

しかし、本書で紹介した新しい「健康」観は、従来のものとはまったく異なる。SOCやレジリエンス、あるいは主観的健康観という考え方の導入は、「健康への欲望」から上限を撤廃してしまった。健康は幸福と同様に、比較可能なものとなり、決して満足のありえないような限りない追求の対象となったのである。

健康概念が資本主義的な欲望の対象になることは、必然的に商業資本の流入や市場原理の前景化につながってしまう危険性もある。これは万人が平等に享受できる「健康」概念から、健康の格差化につながるおそれがあるため、好ましいこととはいえない。しかしその一方で、健康を静的な「状態」ではなく多様な「過程」と捉え直すことで、たんなる「幻想」という理解に新しい分析の光を導き入れる可能性が開かれるかもしれない。私としては後者の可能性に賭けたい思いはあるが、それは今後の課題としたい。

最後に謝辞を。本書は、筑波大学産業精神医学・宇宙医学グループの教室員の方々との交流抜きにはありえなかった。貴重な機会を提供してくれた松崎一葉教授と笹原信一朗准教授に感謝したい。また、連載原稿というかたちで定期的に健康生成概念について検討する機会を与えてくれ、最終的には新書というかたちに仕上げていただいたＰＨＰ研究所の藤岡岳哉さんにも感謝したい。

二〇一六年五月二日　沖縄県黒島にて

斎藤　環

PHP新書
PHP INTERFACE
http://www.php.co.jp/

斎藤 環［さいとう・たまき］

1961年岩手県生まれ。筑波大学医学専門学群（環境生態学）卒業。医学博士。爽風会佐々木病院診療部長を経て、2013年より筑波大学社会精神保健学教授。専門は思春期・青年期の精神病理学、および病跡学。著書に、『社会的ひきこもり』（PHP新書）、『戦闘美少女の精神分析』（太田出版）、『母は娘の人生を支配する』（NHKブックス）ほか多数。『世界が土曜の夜の夢なら』（角川書店）で第十一回角川財団学芸賞を受賞。

人間にとって健康とは何か

PHP新書 1047

二〇一六年五月二十七日 第一版第一刷
二〇一六年九月 十九 日 第一版第三刷

著者――斎藤 環
発行者――小林成彦
発行所――株式会社PHP研究所
東京本部――〒135-8137 江東区豊洲5-6-52
新書出版部 ☎03-3520-9615（編集）
普及一部 ☎03-3520-9630（販売）
京都本部――〒601-8411 京都市南区西九条北ノ内町11
組版――有限会社エヴリ・シンク
装幀者――芦澤泰偉＋児崎雅淑
印刷所
製本所――図書印刷株式会社

ISBN978-4-569-83084-1

ＰＨＰ新書刊行にあたって

「繁栄を通じて平和と幸福を」（PEACE and HAPPINESS through PROSPERITY）の願いのもと、ＰＨＰ研究所が創設されて今年で五十周年を迎えます。その歩みは、日本人が先の戦争を乗り越え、並々ならぬ努力を続けて、今日の繁栄を築き上げてきた軌跡に重なります。

しかし、平和で豊かな生活を手にした現在、多くの日本人は、自分が何のために生きているのか、どのように生きていきたいのかを、見失いつつあるように思われます。そして、その間にも、日本国内や世界のみならず地球規模での大きな変化が日々生起し、解決すべき問題となって私たちのもとに押し寄せてきます。

このような時代に人生の確かな価値を見出し、生きる喜びに満ちあふれた社会を実現するために、いま何が求められているのでしょうか。それは、先達が培ってきた知恵を紡ぎ直すこと、その上で自分たち一人一人がおかれた現実と進むべき未来について丹念に考えていくこと以外にはありません。

その営みは、単なる知識に終わらない深い思索へ、そしてよく生きるための哲学への旅でもあります。弊所が創設五十周年を迎えましたのを機に、ＰＨＰ新書を創刊し、この新たな旅を読者と共に歩んでいきたいと思っています。多くの読者の共感と支援を心よりお願いいたします。

一九九六年十月

ＰＨＰ研究所